何裕民精准饮食抗癌智慧

畅销书《癌症只是慢性病：何裕民教授抗癌新视点》
《生了癌，怎么吃：何裕民教授饮食抗癌新视点》
著者最新力作

生了肝癌，怎么吃

主　审：何裕民　主　编：孙丽红　孙增坤

副主编：思璎桀　洪　丽

编　委：蹇妮彤　陆俊彦　朱鸿帆

CS | K 湖南科学技术出版社
· 长沙 ·

序

　　虎年春节《生了肝癌，怎么吃》放在笔者案头，借着春节休息，认认真真看了几遍，欣喜欣慰有加，想说几句。

　　本书的两位主编，都是我曾指导过的博士。孙丽红教授多年前在职攻博。她原本是医科大学医疗系毕业，当时已在上海中医药大学从事与饮食健康相关的教学工作，醉心于癌症与饮食关系的深入研究，所做的博士课题是常见癌种与吃的关系，其中包括了肝癌等。博士期间她开创性地进行了临床调研，得出了令人瞩目的结论——城市高发癌症与吃的关系十分密切。博士毕业后孙丽红便一直在本人所在的上海中医药大学从事营养学教学研究，同时在全国各地奔走，研究、讲学及科普等，希望通过饮食调控来帮助芸芸众生防范肿瘤，远离癌症，更好地康复。因为在当时（世纪之交）她所从事的这项工作关注者甚少，且并没有展开实证性研究，因此，她的工作弥补了国内相关研究的空白，一直是该领域的佼佼者、引领者，特别是她还致力于现代媒体（包括各地电视台等）的科普宣传，让普罗大众知晓相关知识的同时，也使她成了该领域的"网红"。

　　另一位主编孙增坤博士原本主修的是康复专业，博士期间随我门诊诊疗癌症患者多年，后又进一步攻读了中西医结合专业的博士后，是位医学理论与临床兼通、中西医学兼长、临床诊疗与康复兼修的专家。他从事医学临床已有 10 余年，深受患者欢迎，临床肿瘤求治者甚众。这两位博士珠联璧合，探讨肝癌患者应该怎么吃，自是水到渠成，可以给出清晰且权威性的指导，有助于广大的肝癌及慢性肝病患者按图索骥，参照着实施。相信对于肝癌及肝病患者来说，这是福音。我坚信，这本书定将成为肝癌患者及其家属更好地走出肝癌困境、走向康复的枕边书。

（一）

肝癌，是一个欲说还休的沉重话题！

肝癌的高发，这是众所周知的事实！中国更是肝癌大国，这在本书中已有详细数据的体现，不再赘述。

肝癌对本人的学术生涯来说，也是抹不去的沉重的一页。

本人刚刚开始接触医学时，就常碰到肝癌患者，那时候（20 世纪 70 年代末）医生对于肝癌基本上没有"招"。记得我毕业实习是在奉贤县人民医院，所管床位中有一位就是肝癌患者，晚期，印象特别深。他是当地南桥镇人，感觉还是个不小的领导，求生欲特别强，每周驱车至上海市区中山医院找名老中医姜春华求治。那时从奉贤县到上海市区很不方便，挂号也很难，但他坚持每周求诊，且人比较乐观积极、随和（至少外人看来如此）。然而，他的情况还是越来越糟糕，我们调离病房、轮到其他科室后不久，他就病逝了。因为积极求治，人又乐观，所以，这个案例在我脑海里烙下了深刻阴影，挥之不去！我理解的那个年代所谓"十个癌症九个埋，还有一个不是癌"，就是针对肝癌而言的。因为那时候肝癌发病率高，死亡率也高；一般早期发现不了，一发现就是中晚期，有腹水，患者痛苦，而且能够折腾一年的很少，一般过不了3个月、6个月，故严重加剧了社会对癌症的恐惧。究其原因，那个时候诊断水平不行，没法发现早期肝癌患者，发现的都属晚期了，其疗效差；那时候，手术切除是主要手段，但水平有限；后续跟进的方法几乎没有，只能依赖中医药，因此，能拖几年已经挺不错的了。可以说，80年代以前，中国社会对癌的恐惧，很大程度上就是源自对肝癌的极端恐惧。然而，时过境迁，现在情况大不相同，彻底改写了！请听细细分解。

（二）

笔者第一个精心且长期诊治的肝癌患者，是虹桥机场旁边徐泾乡的老内科医生郁某，那是20世纪90年代初的事，他当了多年的内科医生，时已升副主任医生，在乡医院能升副主任，很不容易，可见他在当地颇有影响。郁某因牙龈出血、肝硬化，遂找到我这位中医来调治，不久确诊伴发肝癌，没法手术，选择介入治疗，因为受不了，遂专心于中医药纠治。后来，我们成了好朋友。他是西医，通过他得知徐泾乡原先是血吸虫重灾区，他早期医疗重点是治血吸虫病及其后续反应，还有肠伤寒等感染性疾病。他的肝硬化比较复杂，既有虫卵性硬化基础，又伴生了病毒性肝炎，炎症伤害也加剧了他的肝损伤，故其肝质地较差。好在他自己知晓医道，学过中医（那个年代医生都被要求学中医，强调中西医结合），知道中西医短长，故死心塌地地借助中医药调理。开始时的诊疗断断续续，联系并不紧密，大约 1998 年后，他开始密集求诊，十年间其身体状况一直很好，其中有过几次肝区出现小病灶，借无水酒精等微创疗法而控制。一直到 2009 年，他已八十八九岁了，偶因进食硬物不当，诱发食管静脉受损、消化道大出血而突然故去。前前后后我俩交往了十五六年，算是位知己知彼的"深交"了！由于他的特殊身份，在我处就诊的徐泾乡的癌症患者特别多，不下三四十位，目前他们都活得很好。

在长期探索中，中国上海的肝癌治愈率大大提高。此治愈率的提升得益于几方面：①早期肝癌的发现；②上海肝癌手术成功率的提升；③现在肝癌后续治疗手段丰富及疗效的改善；④我们倡导的肝癌综合治疗广为人知，包括后续的饮食调控等。这些综合作用下，明显提升了上海肝癌患者生存率及康复率。

为什么我们会特别强调上海治愈率、生存率及康复率呢？因在长期巡诊中我们发现中国肝癌治疗差异很大（这与国情有关，也涉及多方面，无法细述）。相对来说，上海的肝癌患者生存率及康复率比较高。这也是全国患者相对集中于几个大城市求治的深层次理由，因为一旦患上肝癌，择善而从，是这类患者及家属本能的选择，对此，无可厚非。

总之，肝癌已不再是个令人恐惧的癌魔。我们临床中至少已有逾千位肝癌患者活过了十多年，有相当多的患者可以确定为临床痊愈了。也许，口述无凭，且以一份较权威的研究材料为证——我的一位 2018 年毕业的博士生赵若琳，现在供职于海军军医大学（上海），她在做毕业课题研究时涉及对临床肝癌疗效及生存期等的追踪分析，仅以她的毕业论文为凭（我特别喜欢选用博士论文，因为博士靠论文毕业，对于博士论文现已实施了严格的审查制度，且多半是盲审，资料必须齐全、数据不能造假，一旦发现造假，将终身抱憾）。她带领的团队追踪分析表明：中医药辨证论治加我们研发的中成药"埃克信"，能有效提高肝癌患者生存率、改善晚期肝癌患者生存效果。具体结论如下：随机选择的临床413例肝癌复诊患者（以肝细胞癌为主），平均生存期110.5个月（9.2年），中位生存期75个月（6.25年）。其中，做过手术再加中医药的患者，平均生存期128.02个月（10.6年），中位生存期92.00个月（7.7年）。此外，因各种因素没法手术、靶向、介入等治疗的，入纯中医药组（大都是晚期），该组患者平均生存期也有77.56个月（6.5年），而他们的1年生存率则高达97.30%。换句话说，即使到了晚期，积极采用中医药等综合治疗，患者平均也能活6年多。其中还有很多晚期患者走向康复的案例（对此，后面将有所介绍）。这表明，晚期肝癌患者并不需要很悲观，努力争取合理、积极、综合治疗的话，也可以争取不差的生存效果。这与我们门诊逾千例肝癌患者活了十多年的事实是契合的。这些都明确提示：现肝癌患者的生存率、生存期及康复效果等都大有改观和显著提升，人们不再惊恐于肝癌等恶魔了！

（三）

需要指出的是，分析癌症治疗效果，如果不涉及病理，那是一种欺骗。因为不同病理类型其生理特征截然不同。通常，一般民间所说的原发性"肝癌"，实际上其病理类型是很复杂的。同为原发性"肝癌"，不同病理类型，他们的预后和治疗，包括饮食等都不太一样。

原发性"肝癌"中的第一类型，最常见的就是肝细胞癌。它是来源于肝细胞的癌变，又可分成很多亚型（对此，就不再细化展开了）。肝细胞癌在原发性肝癌中占比很高，在我们的临床中，占70％～80％，它一般可伴有肝硬化等。

前面引用的赵若琳博士的研究资料，主要就是涉及肝细胞癌（79％、326 例），部分涉及胆管细胞癌（13％、54 例）及混合型肝癌（7％、29 例）等类型。

第二类型是肝内胆管细胞癌。胆管细胞来源的癌在我们门诊占 10％～15％，且女性较多见，男性抽烟、酗酒的也很常见。具体原因不明，根据现象层面分析，或许与焦躁、纠结等个性及酗酒等有一定关系，此类型恶性程度较高，相对较难控制。除饮食等因素外，调控情绪等也是关键性康复促进因子。

第三种就是混合型肝癌，是上述两种细胞癌的混合，其治疗相对较为棘手，其疗效比单纯的肝细胞癌稍微差一点，却优于胆管细胞癌，介于两者之间，总体上疗效是不错的。

此外，还有一些比例不高、值得重视的亚型。如肝小细胞癌类型，往往有多个小肝癌，大都直径小于 3 厘米，且这类患者肝的基本质地大都不差，往往都属早期的，比较容易控制，其具体发病原因尚不明确。

再如，透明细胞癌来源的肝癌，严格意义上，它应属于肝细胞癌之亚型，但有时临床上有人愿意将其区分了。透明细胞癌的机制不明，对化学药物不敏感，综合治疗预后比较好，我们治疗了不少，应以综合纠治为主。

最后，多见于儿童的肝母细胞瘤，其主要是胚胎来源的，大都发生在儿童身上，占儿童原发性肝癌的一半以上。对此，应该强调手术是关键，中医药等后续加强调控，以促使患者更好地康复。我们治疗的几个此类型的患儿，效果都不差。

（四）

可能以案例更能说明问题，鉴于肝细胞癌之常见，我们可以举出成百上千案例加以论证。

例如，我在《癌症只是慢性病：何裕民教授抗癌新视点》一书中最后附了一个案例，题目是"我能结婚吗"，讲的是我的义子、深圳林栋先生的故事：

26岁的小林是广东人，2003年3月被确诊为原发性晚期肝癌，已无手术指征。做过一次栓塞，反应太大，黄疸、高热，不能再做，其他措施都不宜。正巧我在广东巡诊，当小林出现时，所有年长的患者都给虚弱不堪的他让座，当时，他情绪极其低落。其父亲在身边哀求，不惜任何代价，要救救他，遂超剂量地使用中医药及抑瘤制剂。几个月后复查，提示病情渐趋稳定；一年后肿瘤明显缩小，遂其父提议认我为义父。几年后，小林提出想结婚，我应允了。2007年2月14日，小林短信告知，"干爹，我和女友在昨天下午去婚姻登记处登记了。谢谢您多年的照顾！"2011年7月10日，小林短信告知：喜得犬子。我大喜过望，在博客发贺信："义子林栋先生昨晚喜得贵子，6斤9两重，乳名薯仔。"

仅仅在深圳、广州，类似林栋的肝癌长期康复者，就有数十例。

李先生是徐州人，2008年38岁，被确诊为肝硬化、肝癌，右肝做了手术，手术后2个月复发，旋即找到我们。我们则强调中医药调理为主，加强饮食控制。其间，手术区域先后有活性灶活动（复发过多次），他严格遵照我们倡导的肝癌饮食指南，并努力实施中医药调理，有活性灶时可以微创处理，这么多年来整体控制得很好，查体发现原本的肝硬化也显著改善。随着全身状态越来越好，临近50岁时，他提出想生二胎，我们积极鼓励，建议他可以实施二胎计划。现在他女儿已经4岁了，一切都很好！

任先生是浙江慈溪人，某企业的销售经理，长期外驻丹东。他是2007年饮酒后出现尿黄，发现有黄疸，一查是肝癌，系胆管细胞来源的。在上海做了手术，术后医生直接告诉他：你这个病理类型化疗、介入的意义都不大（当时没有靶向药物），听天由命吧！而且不建议他追加其他疗法，只建议戒酒，找中医调理调理看。他第一时间就很清楚自己的病情及预后。找到我，我也不建议他做其他治疗，只是中医药调理，同时戒酒，3年内别太累了。他休整了半年，太无聊，憋不住，又去丹东搞销售去了，但的确戒了酒。我们起初要求他每年查4次，3年后半年查1次，并且一定不能太累，还着重给他饮食方面的建议。最初几年他几乎每一个半月找我们复诊一次，因为心里不踏实。四五年后，他告诉我同期开刀的其他患者，走得差不多了，就他还好好的！看来，中医药加饮食调理还是很管用的……现在，一晃15年过去了，一切都很好。现在他只是偶尔来复诊，顺便看看我们。因为他确信自己的胆管细胞癌痊愈了，至少控制得很好了。

徐老师是江苏启东人，她患的是混合型肝癌，以肝细胞癌为主，有30％的胆管细胞癌成分。她有家族史，她的姐妹及弟弟都有慢性肝病史，她是2008年确诊并手术的，做过一次介入，受不了，遂开始中医药调理，并努力实施饮食优化。她是由其母亲垂直感染的，是第一个发现并被确诊的，之后，她的姐妹弟弟先后都被确诊为肝癌（但具体病理类型没有她那么明确），都以同样方法综合控制，目前都恢复良好，到今天，他们都快乐地享受着生活。如今已过去14年了，她都退休了，隔三差五还来上海看看我们，偶尔中医药调理调理。

总之，借助综合措施，包括饮食调理等，常见的原发性肝癌患者大都能够得到满意的控制，只是需要持之以恒，而且强调多个环节，特别是饮食等。

（五）

在我们看来，原发性肝癌的控制，应该是个有步骤的系统工程，至少可分3个阶段，每个阶段各有各的特点。

第一阶段，重点控制肝癌发展。因为肝血供丰富，不管哪种类型，都有旺盛的发展态势，第一阶段（两三年内）必须有效控制肝癌的发展，这是非常关键的。这时候，如果能纯中医药控制，那就是最好的；如果不行，则可配合靶向药物或免疫疗法等；需要时亦可用消融或介入等进行微创处理……该阶段以两三年为期，这是成败之关键。

第二阶段，一旦癌症发展态势有所控制，紧接着应强调综合调整。综合调整的目的是消解肝癌发展背后的动因或动力机制，例如病毒活跃、肝损伤持续等。就细胞动力学来说，它具有勃勃生机，背后肯定有触发机制，应将这些偏差作为重点纠治对象。至少，此时应着力于改善慢性肝病的诸多症状，有些是涉及多环节、多方面的，需努力加以纠治，其评估可从症状着手，包括改善睡眠、饮食、乏力等。这个过程相对比较长，以几年为佳，因人而异。

　　第三阶段，是漫长的纠治肝硬化过程。因为肝癌绝大多数有三部曲：慢性肝炎→肝硬化→肝癌。原发性肝癌患者大多有慢性肝病史，存在着慢性肝硬化的情况，这需要更长的时间加以纠治、调控。

　　以往人们认为肝硬化是不可逆的。早年，我接触癌症之初，这似乎是个定论。这定论于20世纪80年代被我们的老院长王玉润教授所打破。他当时任全国血吸虫病防治研究会副主任委员。他从临床中注意到肝硬化是可以改善的。当然，这主要是针对血吸虫虫卵性的肝硬化。人们一度还对他的说法不以为然。

　　但长期实践表明，他的说法是对的！现在看来，哪怕是炎症/病毒性的、酒精性的，包括虫卵性的肝硬化，都具有"钟摆效应"，在相应条件下，持之以恒的调控，都可以有所改善，但这需要长期坚持，需要心身的综合纠治。

　　我们临床上发现一个很有趣的现象。肝癌患者稳定病情后，在调控肝硬化的同时，综合改善生活方式，往往数年后（短则三年，长则六七年，甚至七八年），大都症状消解，指标明显改善。然而，一般性的肝硬化患者，虽同样是我们疏方给药指导的，控制效果却没有这么好。我们分析其原因，也许是因为肝癌患者每个人都有"切肤之痛""生死之忧"，都知道自己生命受到严重威胁，随时面临着死亡的可能，故配合程度特别高，可以坚决落实所有的防控调整措施，各方面都能够言行一致地做出调整。而仅有慢性肝硬化史者则缺乏此类切肤之痛，常常认为，反正是个肝硬化，短期内也没有多大威胁，不像肝癌患者那么急迫，遂常常三天打鱼，两天晒网，效果就显现出巨大差别来。这是一个值得重视的现象。

当然，我们划分的第一、第二、第三阶段时间是相对的，如果病情很快就稳定下来，也可以马上加强调控肝的质地，改善身体状态。

至于肝硬化、肝功能情况等，也可以从症状上做出把握或评估。我们的经验是：患者肝的质地好不好，肝功能是否处在超限状态，常有两个突出症状可以从表观上进行观察：一个是牙龈出不出血——一旦肝功能有改善，牙龈出血情况就会消除；另一个是双膝盖酸软不酸软——膝盖酸软、乏力，很可能是肝功能超限了，该休息休息了。当然，还有疲劳感等，走了不太长的路，即感到疲劳，证明肝功能欠佳，需要调整及休息了！这些都是简单却重要的指标。

这些表现，有时候比临床查看肝功能等，还要来得敏感些。

当然，不管是不是肝癌，还是仅仅处于肝硬化状态，饮食的调整都是至关重要的。对此可参见本书相关内容。

(六)

在我们的认知中，原发性肝癌患者的长期调整，除了医药外，饮食与情绪及个性等的优化具有同等重要的意义。肝病患者本身就情绪多偏颇，常表现为易激惹、好激动、好发怒等；即俗话说的肝火旺！因此，怎么调控情绪及个性等，至关重要。对此，我们曾在《从心治癌》中有所论及，还将在《叙事肿瘤学·肝癌的故事》中系统展开。在此，仅作铺垫性介绍。

在介绍具体方法之前，我先介绍一位创造了奇迹的晚期肝癌患者。他是福建人，2006年从新西兰回来，当时三十六七岁。他在新西兰做的是正念疗法，是一位拥有心理治疗师证照的专业人士；他患的是晚期弥漫性肝癌，病理类型不明确，没法手术，又对碘油过敏。当时，除了中医药，其他治疗方法都没法做了（那时候还没有靶向药物），我们建议他采取中医药治疗，他自己则用正念疗法，当时我都信心不足，但他却很坚定，坚持正念及中医药治疗，效果非常好，大大出乎我们的预料。现在已过去16年了，他还在工作状态（推广正念疗法）之中。看到他的进步及奇迹以后，我也常常推荐患者们自我修炼正念一法，我的博士后徐丽老师更是专门为此去进修了正念疗法。

所谓的"正念"，其核心特征是什么？怎么操作？其实并不难！

创始人乔·卡巴金（Jon Kabat-Zinn）教授在世界各地讲学时，每每一开场都有一个传统节目：给每一位听众3颗葡萄干，然后嘱咐每一位听众慢慢地品味每一颗葡萄干，要求先仔细端视、详察、品鉴其外观；而后细嚼慢咽地品尝其滋味，且慢慢回味，要将全身心聚焦于一颗葡萄干；甚至一颗葡萄干可细嚼慢咽品鉴其滋味十余分钟……此时众人均感到满口生津，回味无限，从未体验过如此美味且流芳无穷的葡萄干，这就是正念！

吃葡萄干能够如此，那剥橘子一瓣瓣吃，也能吃出如此滋味！干其他事情行不行呢？这难道不是一种聪明的活法吗？这难道不是一种很有意义的活法吗！对心急火燎地在"欲望的跑步机"上拼命往前跑，周而复始却不知方向及目的何在，根本停不下来的现代人类（特别是肝癌患者等），这难道不是一剂良药吗?！而且，并不苦口（操作并不很难，要求不是很高），知行合一，贵在坚持。

至于具体做法，既可以参照相关课程，依样画瓢；也可以抓住其要害，融汇到日常生活的方方面面。例如，有个肝癌患者，生病（被确诊）前是某公司高管，工作能力特别强，工作绩效突出，但其脾气暴躁，易发火，对部下要求高。手术结束后他苦恼于要不要重新工作。公司极力希望他继续工作，他也有意愿重新开始，但担心自己身体承受不了。困惑中找到笔者，笔者从其部下中已了解其之一二，遂建议他继续工作，但换一种方式，把工作当成是"修行"，善于体验其快乐，重点体验当下的感觉，并推荐他认真看看正念之类的著作。2个月后，他再次找到笔者，感慨万千，说换了一种态度工作后，效率没有下降，反而提升了，人也轻松了，公司内部关系也融洽多了……他自己觉得生活质量大有提高。其实，这就是获悉了正念的精髓！

我们认为，许多心理学及锻炼身体是方法，只要有效，不论东西方，不论古今，都可以选择运用。当然，在其实施过程中，目的需很明确：疗愈情绪及个性之苦，重在其过程中能够增添快乐及舒适感，要把它当成是一种享受，而不是必须完成的任务，且必须量力而行，强度及时间要适度，细水长流。

（七）

原发性肝癌患者运用靶向药物是非常普遍的事。我们也常常推荐使用。但靶向药物自有其特殊性，怎么使用，很有讲究。鉴于此，虽非饮食领域之事，却也严重影响了患者的长期康复，对此我们也有特殊经验，现将最近发表的，关于原发性肝癌患者使用靶向药物的一个案例附在此处，以飨读者，可以举一反三，巧妙运用之。推而广之，关于靶向药物的运用经验总结，我们在《智慧治癌》一书中有较为详细的阐述，可以参阅之。

近期，杭州张某来复诊，他是13年前的晚期肝癌患者，2008年10月因乏力消瘦被确诊为右肝癌，病理是肝细胞癌，做了2次介入治疗，次年（2009年7月）查体发现复发，再次介入治疗时身体没法承受，只能改用当时刚批准的索拉非尼（Sorafenib），但副作用巨大。他当时任某大学党委副书记兼纪委书记，无奈中找到该省中医药大学校长求助，校长是何裕民教授的老友，建议他来找何。当时，虚弱之极的他无法行走，夫人搀扶着才能坐在诊桌前，灰暗夹带黧黑的面容，折射出严重的肝损态。一问，他每天用索拉非尼4片，是严格按照说明书使用的。他反复跟何强调，不想再用此药了，实在受不了……看其体态，60千克上下，何裕民教授遂好生相劝，剂量是大了些，减量即可，此药不赖（其实当时也没有更好的招），中西医结合，有把握可消解副作用。遂疏以中医药方案，同时叮嘱相关注意事宜；并告知其靶向药物是救急的，眼下可减量使用；一旦病情稳定，可逐渐减量，直至停用，因为靶向药物早晚会耐药。他信且应诺了。当下即指示他将索拉非尼减至3片，2周后复诊，症状明显减轻。2个月余，检查结果很好，遂改成2天5粒。半年余，一切皆好，已恢复全天工作，再次减量。就此循序递减，他依旧信且应诺。坚信在综合调控下，自己定能康复。2013年前后，他停用所有靶向药物，只以中医药为主，生活方式调整为辅。2014年，他荣升另一所大学党委书记，升任正厅级。这些年，一切都好。这是他每年2次的例行公事，借复诊来看看何裕民教授，有次他告知何教授，自己年龄到了，退居二线了，轻松多了。其夫人则在旁边说早该退了。他却自我得意地说，善始善终嘛……

上述这些案例都说明：肝癌的确已不再是癌王了，好生诊治，完全可以康复。

当然，作为一种提醒，服用靶向药物等西药时，西柚/葡萄柚等不太适合同时进食。理由是它们含有大量的呋喃香豆素（Furanocoumarin），能显著抑制体内细胞色素P450 3A4的代谢酶（CYP3A4），干扰抗癌药物的代谢，从而可能影响该药物在体内的功效发挥。

总之，随着医学的进步，需要各环节的不断细化与深化。但愿此书在肝癌饮食方面做出的有益探索，能够不断结出硕果，以更好地造福患者及相关者。

有感而发，欣然提笔，乐于为序！

上海中医药大学教授、博士生导师

中华医学会心身医学分会前任会长　何裕民

中国健诺思医学研究院创始人

2022 年 2 月 2 日

前言

　　本书两位主编都是何裕民教授的博士。孙丽红老师在本世纪之初的博士研究期间，在何裕民教授（即本书的主审）的指导下，就进行了肿瘤患者饮食与康复方面的研究，随何教授门诊诊疗癌症患者多年，颇有体会，并深受患者欢迎。她还一直致力于癌症患者的饮食科普、讲学，先后在全国多家电视台讲解肿瘤的科学饮食，收视率很高。孙丽红老师于2012年6月出版发行了《生了癌，怎么吃：何裕民教授饮食抗癌新视点》（主审也是何裕民教授），并于2016年又修订出版了第二版。孙增坤老师则从事医学临床十余年，跟随何裕民教授门诊和自己独立门诊期间已积累了近八万人次的门诊量，临床经验颇丰，中西医兼通，在肝癌患者的治疗和康复方面积累了较多的经验。他在临床上善于贯彻综合康复的理念，把饮食作为治疗和改善预后的重要环节，给患者切实可行的个性化饮食建议，取得了较好的效果。

　　《生了癌，怎么吃：何裕民教授饮食抗癌新视点》自出版发行以来，广受好评，发行量屡创新高。此书先后被中国书刊发行业协会评为"2012—2013年度全行业优秀畅销书"，被中国图书商报评为"2012年度畅销书"，荣获出版商务周报评的

2012年风云图书"年度风云生活书提名奖"。这些都确立了此书在中国民众饮食防控癌症中的历史性地位，很大程度上对推广肿瘤科学饮食、中医食疗药膳文化起到了积极的作用。

我国是肝癌大国，据2020年全球最新癌症数据显示，我国有超过41万人新患肝癌，发病人数占全球肝癌新发人数的45.3%。而饮食不当对肝癌的发生发展影响很大，很多患者在饮食上往往很盲目，也缺乏科学的饮食指导，由此而引发的悲剧不在少数！因此，肝癌患者迫切需要得到权威、科学、实用的饮食指导。

近几年不断有读者和肝癌患者及家属提出，希望有人能在《生了癌，怎么吃：何裕民教授饮食抗癌新视点》等的基础上，针对肝癌患者推出个性化的精准营养方案和饮食指导，使得患者能更加详细地了解肝癌的饮食原则和食疗法。本书两位主编一个偏重于临床诊疗，一个专长于饮食防癌康复，不同学科相互结合，各取所长，或许恰是从事这一领域研讨及科学传播的较好搭配！

本书从肝癌是多因致病说起，指出防控肝癌需要综合干预，向读者呈现了最新的肝癌与饮食关系的权威结论，并向读者介绍了具有抗肝癌作用的食物等。从三因制宜角度，提出辨证施膳的饮食原则，指出不同性别、肝癌不同合并症、不同季节、不同地域以及不同体质人群的饮食建议。详细介绍了肝癌患者在手术期、化疗期、放疗期、介入治疗期、靶向治疗期、服用中药期间以及康复期的精准饮食方案。对患者出现的不同症状，给予了针对性的对症食疗方，以帮助患者改善不适，提高生活质量。最后对患者常见的饮食误区进行辨析，在传递丰富新知的同时，纠正且深化了人们对肝癌与饮食的全新认识。

本书是继何裕民教授的畅销书《癌症只是慢性病：何裕民教授抗癌新视点》《生了癌，怎么吃：何裕民教授饮食抗癌新视点》后的最新力作，书中结合了何裕民教授和笔者大量的临床真实案例，通过个性化、实用的饮食方案，详细告诉患者生了肝癌后，到底该怎么吃。在改善营养状况的同时，帮助患者提高临床疗效和康复效果，帮助各位走向长期康复！相信本书能给广大肝癌患者在饮食等方面提供科学的指导，从而帮助患者早日康复。

本书除了引用权威科研结果外，大部分内容来自实践，来自临床，从这个意义上说，本书的完成，很大程度上得益于广大患者的支持！在此，向所有的肝癌患者和广大读者表示最衷心的感谢！感谢何裕民教授在本书编写过程中给予的大力支持和悉心指导！感谢在本书编写过程中给予帮助的各位朋友！

孙丽红　孙增坤

2022 年 2 月 6 日

目 录

一　肝癌大国：饮食需调控 ………………………………… 001

任劳任怨的肝脏 …………………………………………… 001

中国：肝癌大国 …………………………………………… 002

肝癌是多因致病 …………………………………………… 004

早诊早治至关重要 ………………………………………… 006

肝癌需要综合干预 ………………………………………… 009

饮食方面，需要医患共同发力 …………………………… 010

科学饮食，以和为补 ……………………………………… 013

二　"以食为药"：东西方的共识 …………………… 015

食物：百药之源 …………………………………………… 015

现代研究共识 ……………………………………………… 016

　营养素与肝癌 …………………………………………… 016

　　膳食脂肪 ……………………………………………… 016

　　蛋白质 ………………………………………………… 018

　　B 族维生素 …………………………………………… 018

　　维生素 C ……………………………………………… 019

　　维生素 E ……………………………………………… 020

植物化学物与肝癌 ·································· 020

  表没食子儿茶素没食子酸酯 ·················· 020

  姜黄素 ·· 021

  白藜芦醇 ·· 022

  槲皮素 ·· 022

世界癌症研究基金会的权威结论 ·················· 023

  强证据显示 ······································ 023

    超重或肥胖会增加患肝癌的风险 ············ 023

    饮用酒精饮料会增加患肝癌的风险 ·········· 024

    食用被黄曲霉毒素污染的食物会增加患肝癌的风险 ··· 025

    喝咖啡降低患肝癌风险 ···················· 026

  有证据显示 ······································ 027

    吃鱼可能会降低患肝癌的风险 ·············· 027

    身体活动可能会降低患肝癌的风险 ·········· 028

三　有抗肝癌作用的食物 ························ 029

全谷类：补虚益气 ································· 030

蔬菜类 ··· 032

  芹菜：清热平肝 ·································· 032

  竹笋：舒郁开膈 ·································· 033

  芦笋：扶正抗癌 ·································· 035

  白萝卜：化积运食 ································ 037

  芋头：软坚散结 ·································· 038

  番茄：健胃平肝 ·································· 040

  荠菜：利肝和中 ·································· 041

水果类 ··· 042

李子：清肝涤热 ·· 042

山楂：消食散瘀 ·· 043

橙子：疏肝解郁 ·· 044

苹果：健脾和中 ·· 044

大枣：补血保肝 ·· 045

葡萄：补气益肝 ·· 046

刺梨：抗氧化防癌 ·· 047

菌菇类 ·· 048

黑木耳：补血抑癌 ·· 048

香菇：强身健胃 ·· 050

蘑菇：保肝抑癌 ·· 051

灵芝：保肝护肝 ·· 051

其他 ·· 053

大豆：补脾益气 ·· 053

泥鳅：祛湿利肝胆 ·· 054

海带：软坚消瘤 ·· 055

（四）　**辨证施膳，方能显佳效** ····················· 056

饮食原则 ··· 056

能量 ·· 057

碳水化合物 ·· 058

蛋白质 ·· 058

脂肪 ·· 059

维生素和矿物质 ·· 059

辨体质、调饮食 ··· 060

痰湿为主 ··· 060

食疗推荐方 ·································· 061

湿热为主（肝胆湿热）················· 062

食疗推荐方 ·································· 064

肝阳上亢 ·· 065

食疗推荐方 ·································· 065

血瘀为主 ·· 066

食疗推荐方 ·································· 067

气虚为主 ·· 068

食疗推荐方 ·································· 069

阴虚为主 ·· 070

食疗推荐方 ·································· 071

阳虚为主 ·· 072

食疗推荐方 ·································· 073

五 三因制宜调饮食 ·················· 075

因人调饮食 ·································· 075

青中年女性饮食：舒畅心情 ········· 076

饮食建议 ·································· 076

食疗推荐方 ·································· 077

青中年男性饮食：远离烟酒大肉 ··· 078

饮食建议 ·································· 079

食疗推荐方 ·································· 080

老年患者：畅心止怒，鼓励食补 ··· 081

老年男性饮食建议 ····················· 081

老年男性食疗推荐方 ················· 082

老年女性饮食建议 ····················· 083

老年女性食疗推荐方 ·· 084

合并肝功能异常者：减少肝脏代谢负担 ·········· 085

合并脂肪肝的患者：降脂保肝 ·························· 086

合并胆结石、胆囊炎者：低脂、促胆汁排泄 ····· 087

因时调饮食 ··· 088

春季发陈：肝条达，脾胃健 ···························· 088

夏季蕃秀：清肝火，祛湿热 ···························· 089

秋季荣平：疏肝气，润秋燥 ···························· 089

冬季闭藏：滋肾水，涵肝木 ···························· 090

因地调饮食 ··· 091

南方：避免霉变食物，不迷信生食 ·················· 092

北方：控酒，不宜过食牛羊肉 ························· 093

六 肝癌患者的饮食误区 ·································· 095

易消化食物，不只是粥 ······································ 095

你所谓的补，只是"强肝所难" ························ 096

营养过剩是诱发因素 ·· 098

应该补蛋白质还是控蛋白质 ································ 099

你还在吃蛋白粉吗 ·· 101

肝癌患者能喝牛奶吗 ·· 102

甲鱼变不了白细胞 ·· 104

癌症恐慌：易被黄曲霉毒素污染的食物，还能吃吗 ····· 105

吃那么多药，怎么护肝 ······································ 106

"以毒攻毒"不可取 ·· 107

活血化瘀需谨慎 ··· 109

十   肝癌不同时期的精准饮食 ·········· 112

精准营养的重要性 ···················· 112

营养风险筛查 ························ 113

手术期 ······························ 115

  手术前 ···························· 115

    存在营养风险或判定为营养不良的患者 ······ 115

    无营养风险且能够经口进食的患者 ········ 116

  术后饮食三步走 ······················ 119

    第一步：流食 ······················ 119

    第二步：增加食物种类 ················ 120

    第三步：软食的选择 ················· 120

介入治疗 ···························· 121

  控制蛋白质摄入，以防血氨升高 ·········· 121

  带刺、碎骨多、不洁的食物，需谨慎 ········ 123

  切忌盲目填鸭式大补 ·················· 124

化疗期 ······························ 124

  合理补充益生菌制剂 ·················· 124

  新一代的化疗饮食："轻断食" ············ 125

  按需补充营养最重要 ·················· 126

放疗期 ······························ 127

  津伤液耗，多食甘凉之品 ··············· 127

  适当补充益生菌，与谷物一起同食 ········· 128

  菌菇类食物宜增加，提高免疫是关键 ········ 128

  增加优质蛋白质的摄入，提供充足的能量 ······ 129

免疫治疗 ···························· 129

靶向治疗 ···························· 130

服中药期间的饮食 ·· 131

康复期 ··· 132

　增加提高免疫力的食物 ····································· 132

　别松懈，不饮酒 ··· 133

　认识这四类食物，防止肝癌复发 ····················· 134

　　五谷杂粮类食物 ··· 134

　　十字花科蔬菜 ··· 134

　　草本植物类 ·· 135

　　茶 ··· 135

　增加富含色氨酸的食物，帮助睡眠 ················· 136

　低强度运动易于身体康复 ······························· 137

肝癌晚期 ··· 138

　尽量经口进食，多吃少限制 ··························· 138

　　食疗推荐方 ·· 139

　必要时不要拒绝营养补充剂 ··························· 140

　从心而活，由念而生 ······································ 140

八　对症调饮食 ······································· 142

癌痛 ·· 142

　　食疗推荐方 ·· 143

腹胀 ·· 144

　　食疗推荐方 ·· 145

乏力 ·· 146

　　食疗推荐方 ·· 146

腹泻 ·· 148

　　食疗推荐方 ·· 148

恶心、呕吐 ·· 149

食疗推荐方 ·· 150

食欲下降 ·· 151

食疗推荐方 ·· 151

腹水 ·· 152

食疗推荐方 ·· 153

黄疸 ·· 153

食疗推荐方 ·· 154

出血 ·· 155

食疗推荐方 ·· 155

贫血 ·· 156

食疗推荐方 ·· 157

白细胞下降 ·· 158

食疗推荐方 ·· 159

血小板降低 ·· 160

食疗推荐方 ·· 160

肺转移 ·· 161

食疗推荐方 ·· 161

脑转移 ·· 162

食疗推荐方 ·· 163

肝癌大国：饮食需调控

中国是肝癌大国，发病人数超过全球肝癌新发人数的45％，因此早诊早治至关重要！在众多引起肝癌的发病因素中，饮食不合理是重要的致病因素。世界卫生组织（WHO）前总干事就曾明确指出：如中国政府帮助国民很好地改善饮食，优化膳食结构，中国可以减少40％的癌症发病率和死亡率。可以说，防控肝癌，合理饮食是关键！

任劳任怨的肝脏

中医学称肝脏为"将军之官"，是我们人体健康的守关大将，发挥着举足轻重的作用。

在现代医学上，肝脏是人体重要的消化器官，具有促进蛋白质合成、参与脂肪和碳水化合物的新陈代谢、储存维生素、分泌胆汁、储藏糖原、调节血糖等多种功能。如食物进入消化道后，除了其中的水、维生素和无机盐可以被机体直接吸收利用以外，所含的蛋白质、脂类和碳水化合物等成分，需要在消化道内被分解成结构简单的小分子物质，才能被机体吸收；小分子物质结合形成的营养成分被运送到肝脏，肝脏进一步分解这些营养成分，使其成为身体可利用的形式。

另外，肝脏是人体最大的解毒器官。它既要对付外源性毒物，如吃进去的有害物质、大部分的药物等，同时肝脏还需要分解体内的各种代谢毒物等，最终起到保护人体的作用。

除此之外，肝脏还要承担产生抗体、参与细胞分解、激素的灭活和合成人体凝血物质等任务，如人体内的 12 种凝血因子，其中 4 种就是在肝脏内合成的。

可见，肝脏任务繁重，称得上是兢兢业业的"劳模""任劳任怨"，在机体中发挥着重要的作用。

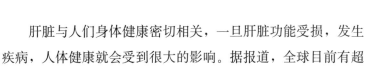

中国：肝癌大国

肝脏与人们身体健康密切相关，一旦肝脏功能受损，发生疾病，人体健康就会受到很大的影响。据报道，全球目前有超过 13 亿的肝病患者，其中病毒性肝炎患者约 3.25 亿人，而肝癌是发病率和死亡率居高不下的癌种。

据世界卫生组织（WHO）国际癌症研究机构（IARC）2020 年 12 月发布的全球最新癌症数据（Globocan，2020）显示，2020 年新增肝癌患者 90.6 万例，发病率在所有恶性肿瘤中排第 6 位；新增肝癌死亡病例 83 万例，居癌症死亡人数第 3 位（图 1、图 2）。

事实上，我国是全球肝病负担最重的国家。据估计，中国有超过五分之一的人群受到肝脏疾病的困扰，尤其是病毒性肝炎〔如乙型肝炎病毒（HBV）感染和丙型肝炎病毒（HCV）

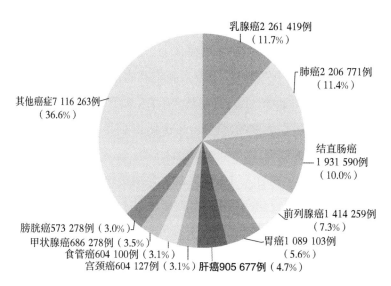

乳腺癌2 261 419例（11.7%）

肺癌2 206 771例（11.4%）

其他癌症7 116 263例（36.6%）

结直肠癌1 931 590例（10.0%）

前列腺癌1 414 259例（7.3%）

膀胱癌573 278例（3.0%）

甲状腺癌686 278例（3.5%）

食管癌604 100例（3.1%）

宫颈癌604 127例（3.1%）

胃癌1 089 103例（5.6%）

肝癌905 677例（4.7%）

图1 2020年全球癌症估计新发病例

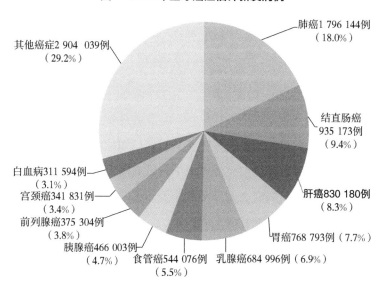

其他癌症2 904 039例（29.2%）

肺癌1 796 144例（18.0%）

结直肠癌935 173例（9.4%）

白血病311 594例（3.1%）

宫颈癌341 831例（3.4%）

前列腺癌375 304例（3.8%）

胰腺癌466 003例（4.7%）

食管癌544 076例（5.5%）

乳腺癌684 996例（6.9%）

肝癌830 180例（8.3%）

胃癌768 793例（7.7%）

图2 2020年全球癌症估计新发死亡病例

数据来源：刘宗超，李哲轩，张阳，等. 2020全球癌症统计报告解读［J］. 肿瘤综合治疗电子杂志，2021，7（2）：1-14.

感染]、肝硬化、肝癌、非酒精性脂肪性肝病、酒精性肝病和药物性肝损伤等。我国也是肝癌大国。据 2020 年全球最新癌症数据显示，我国有超过 41 万人新患肝癌，发病人数占全球肝癌新发人数的 45.3%；有超过 39 万人死于肝癌，死亡人数占全球肝癌死亡人数的 47%。与中国占世界总人口 18.6%（截至 2020 年 12 月 14 日，世界总人口约 75.85 亿，中国人口约 14.11 亿，中国总人口占世界总人口的占比不到五分之一）比较，中国肝癌发病率和死亡率均接近全球的一半，远高于世界平均水平，让人触目惊心！

从性别看，有超过 30 万中国男性和超过 10 万中国女性被新确诊为肝癌，男性肝癌发病率为女性的 3 倍。

由此可见，采取积极有效的防控措施，降低肝癌发病率和死亡率，是迫在眉睫的艰巨任务！

肝癌是多因致病

肝癌的发病因素有哪些呢？从目前已知的肝癌相关发病原因分析，我国肝癌高发主要有以下几方面的原因：

第一，中国的肝炎人群基数庞大。据统计，中国乙型肝炎和丙型肝炎患者合计约 8000 万例，这些人群的病情如果得不到很好的控制，会有发展为肝硬化和肝癌的趋势。据报道，肝炎患者较其他人群发生肝癌的风险高 5～20 倍。

第二，饮食相关因素的影响逐渐增大。中国的"酒精肝"（ALD）患者达到了惊人的 6200 万例，这些人群患肝癌的概率是不喝酒人群的 2.07 倍。据世界卫生组织《2018 全球酒精与健康报告》显示，2016 年，中国 15 岁及以上人群人均年摄入纯酒精 7.2 L。就个体而言，酗酒可增加患肝癌的风险，要想完全清除前期酗酒的影响，戒酒后还需要 23 年时间！

此外，脂肪肝、代谢综合征和肥胖人群逐年扩大。在中国，这三类人群合计有 1.73 亿～3.38 亿人，约占总人口的 1/5。据相关的统计研究数据提示，一个人如果患有一种肝炎，同时有 2 型糖尿病、肥胖症，则患肝癌的风险上升 100 倍以上，为肝癌的"极高危人群"！

第三，药物性肝损伤。2020 年初，《胃肠病学》（*Gastroen-terology*）杂志在线发表的"中国大陆药物性肝损伤发生率及病因学"一文指出，我国药物性肝损伤的发生率仅次于病毒性肝炎及脂肪性肝病（包括酒精性及非酒精性）。据估计，我国药物性肝损伤患者约占急性肝炎住院患者的 20%。研究显示，我国普通人群中每年药物性肝损伤的发病率至少为 23.80/10 万人，高于欧美国家。而引起肝损伤的主要药物为各类保健品和传统中药（占 26.81%）、抗结核药（占 21.99%）、抗肿瘤药或免疫调节剂（占 8.34%）等。

第四，黄曲霉毒素污染。黄曲霉毒素 B_1 是已知明确的肝癌致癌物。有报道显示，在中国，黄曲霉毒素污染严重的地区，同时又是乙肝流行区，两种危险因素叠加，肝癌的发病率增加了 73 倍！这也解释了我国江苏启东、海门等地区为肝癌高发区的原因。

虽然在过去的一个世纪里，肝癌的研究在病因、发病机制、诊断与治疗等方面都取得了长足的进步，但是肝癌的预后依然不容乐观，死亡率仍很高。而且肝脏有个特点：有强大的

"代偿能力"，只要有 1/3 的肝脏细胞能够正常工作，就能维持机体的正常运转。换句话说，当肝细胞损伤还处于代偿能力范围内时，人体可能觉察不到异常，没有明显的不适症状。所以人们常把肝脏比喻成"沉默的器官"，这也就解释了为什么很多患者确诊肝癌时，往往都已经发展到了中晚期。

因此，我们需要对肝脏多一些关心。对于大众而言，积极预防上述发病因素，能最大限度地规避危险因素，从而降低患肝癌的风险。除了做好预防之外，对于肝癌的危险人群来说，定期检查，并且做到早诊早治，也非常重要。

早诊早治至关重要

那么哪些人属于肝癌的危险人群，如何选择筛查时间呢？对此，中华医学会肝病学分会发布的《原发性肝癌二级预防共识（2021 版）》中，对肝癌的危险人群及筛查时间进行了分级（图 3）。

上海中医药大学博士生导师何裕民教授长期从事肝癌的理论和临床实践研究，积累了丰富的经验。何裕民教授建议乙肝病毒携带者小于 30 岁的人群应每年检查一次，大于等于 30 岁的人群应每半年检查一次。慢性肝炎患者小于 30 岁者应每半年检查一次，大于等于 30 岁者应每 3 个月检查一次。肝硬化患者应每 3 个月检查一次，或遵医嘱密切随访检查。

对于慢性肝炎或病毒携带者、没有肝硬化的患者，建议每半年检查上腹部 B 超，抽血检查甲胎蛋白（AFP）、癌胚抗原（CEA）等肿瘤指标。如果上述检查有异常，那就要进行电子

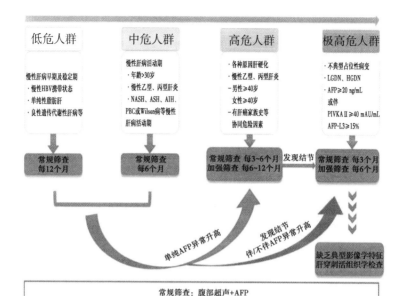

图3 肝细胞癌危险人群分层及筛查流程图

注：HBV，乙型肝炎病毒；NASH，非酒精性脂肪性肝炎；ASH，酒精性肝炎；AIH，自身免疫性肝炎；PBC，原发性胆汁性胆管炎；Wilson病，肝豆状核变性；LGDN，低级别异型增生结节；HGDN，高级别异型增生结节；AFP，甲胎蛋白；PIVKA Ⅱ，异常凝血酶原。

数据来源：中华医学会肝病学分会. 原发性肝癌二级预防共识（2021年版）[J]. 临床肝胆病杂志，2021，37（3）：532-542.

计算机断层扫描（CT）、磁共振成像（MRI），甚至肝动脉造影检查、肝穿刺活检等。

如有慢性肝病病史、肝硬化、年龄超过40岁、未规范抗病毒治疗、未戒酒、有肝区疼痛、消瘦、腹胀、长期腹泻等情况，应根据医嘱及时检查。

尤其是对于家里近亲有肝癌史的人群，更要定期监测，这样才能做到早发现，切记！

不仅如此,《原发性肝癌二级预防共识（2021 年版）》还给人们提出了明确的原发性肝癌预防措施。该共识指出,预防的目的是识别和消除慢性肝病发生发展的危险因素。一级预防是防止肝癌发生的危险因素对普通人群产生初始危害的措施;二级预防是针对患有慢性肝病人群,控制相关病因和危险因素,并根据危险分层筛查及监测,以减少或延缓肝癌发生的措施;三级预防是对肝癌患者行根治性治疗后,进一步采取减少原发性肝癌复发、降低病死率和提高总体生存率的措施（图 4）。

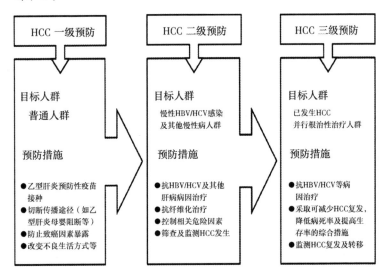

图 4 肝细胞癌的三级预防目标人群及措施

注:HCC,肝细胞癌;HBV,乙型肝炎病毒;HCV,丙型肝炎病毒。

数据来源:中华医学会肝病学分会. 原发性肝癌二级预防共识（2021 年版）[J]. 临床肝胆病杂志,2021,37（3）:532－542.

该共识告诉人们,对于患有慢性肝病的人群,要尽早治疗慢乙肝、慢丙肝。尽可能抑制乙肝病毒复制,以减少肝脏炎症和纤维化。我们建议乙肝携带者不要用过去的老观念对待治疗时机的选择，如等待发病、等着有症状，可能那时已经发展到肝硬化，甚至失代偿期，失去了宝贵的治疗时间。

其实临床上对于早发现、小于 3 厘米的小肝癌，往往不容易发生转移，治疗效果也较好，5 年生存率很高。

从逻辑上讲，只要能够通过主动检查发现病症，尽快开始治疗，就做到了"早发现、早治疗"；而不是在身体出现症状后，扛不住了，才去检查，发现病情到了难治阶段，要承受身体和经济上的双重压力，悔之晚矣！因此，危险人群定期复查非常必要，不要变成"将头插进沙土里的鸵鸟"，逃避自身健康问题，千万不能讳疾忌医。

早发现、早治疗，就永远有机会！

肝癌需要综合干预

根据前面所述，我们知道肝癌的发生是综合因素所导致的，其中已经证实与肝癌发生相关的因素，包括病毒感染、个人行为、生活方式、环境和遗传、酒精摄入、非酒精性脂肪性肝病/代谢相关性脂肪性肝病、自身免疫性肝病、代谢性肝病，或伴发 2 型糖尿病及黄曲霉毒素暴露，等等；此外，临床发现，长期烦躁易怒、工作压力大，也是诱发肝癌的心理因素。并且，前面所述的危险因素除了可导致肝癌发病外，还会贯穿肝癌发展和临床治疗的始终。

可以说，危险因素控制得越好或者消除得越多，则肝癌的进展就可以控制得越好，临床治疗效果也会更好。因此，肝癌治疗的干预措施也应该是多角度、多因素的共同干预，需要综合方案。上海中医药大学何裕民教授带领的课题组在肿瘤临床治疗中提出"医、药、知、心、食、体、社、环"八字方针，打组合拳治疗肝癌，临床疗效颇佳。

课题组在何裕民教授的指导下，完成了多项相关研究，其中孙丽红教授自 12 年前就开始了"肝癌饮食影响因素研究"，相关成果发布在了行业权威杂志《中国卫生统计》上，是与我们本专题直接相关的；程羽教授的"中医健康管理模式的前瞻性研究"则是对系列研究的阶段性总结，提出了"线性干预 + 状态调整"的综合干预模式，为肿瘤患者的健康管理指明了方向；孙增坤博士的"肿瘤康复模式构建"课题，则对肿瘤患者的"大康复"概念进行分析介绍。其中，饮食、压力等因素对癌症的发病、治疗、康复的影响，一直被我们课题组所重视和强调。

我们建议，医生和患者都要重视肝癌临床治疗和康复过程中综合干预措施的作用，并加以实施，将会很大程度上提高临床疗效，降低患者死亡率，促进患者康复。

饮食方面，需要医患共同发力

在何裕民教授所提出的治疗肝癌的组合拳中，饮食这一拳至关重要！

中国人习惯认为"病从口入"，这是我们的生活哲学。如今，我们知道糖尿病、高血压、癌症等慢性病发病与饮食密切相关，其实这一范畴可以扩展到所有疾病，甚至感染性疾病，哪怕是我们如今所面临的传染病，都跟人的身体素质相关，间接地与我们的饮食以及生活习惯相关。当然，通过饮食调节无法治疗呼吸道传染病，但是优化饮食、管理饮食，确实可以预防和治疗消化道传染病，可以有效地帮助我们治疗几乎所有慢性病，促进所有疾病的病后恢复，这是不争的事实。而且，在医患合作的治疗康复模式中，饮食方面，是患者可以充分发挥主观能动性去调整和优化的！

而中华医学会肝病学分会发布的肝细胞癌的三级预防目标人群及措施中，饮食卫生和饮食结构的优化调整不仅在一级预防时发挥作用，对二级、三级预防中的疾病治疗和预后转归同样有着重要影响。

已有大量的研究证实，维生素 A、维生素 E、镁和硒等营养素在防治肝癌方面，发挥了积极的作用。例如，有研究者指出，维生素 A 可通过抗增殖和诱导癌细胞凋亡的作用，抑制肝脏中癌细胞的增长。较高的膳食维生素 A 水平可提高肝癌患者的生存率，降低肝癌的复发率，改善肝癌患者的预后。

现代营养学认为，维生素 E 是一种脂溶性抗氧化维生素，具有保护肝脏的作用，可通过降低肝微粒体脂质过氧化、肝纤维化、肿瘤坏死因子、炎症来改善肝脏氧化应激，从而改善化疗药物引起的肝脏组织的病理改变。

另有研究提示，肝脏疾病患者普遍存在镁缺乏，而镁缺乏会进一步加重肝脏疾病进展；每增加 100 毫克的镁摄入量，因肝脏疾病而死亡的风险就会降低 49％。研究表明，美国人群中高镁摄入与原发性肝癌发病率和死亡率风险降低呈非线性剂量-反应关系，也就是说镁的摄入量多，在一定程度上降低了肝癌死亡率。此外，流行病学调查还显示，缺硒会促进肝癌的发生。因此，补充硒能够起到保护肝脏的作用。

关于食物与肝癌的关系方面，蔬果的防控癌症作用已得到广泛研究证实。但红肉、牛奶与肝癌的关系，研究说法不一。如在对美国 8 个地区共 495 006 名中老年人的一项"肉制品的食用与肝癌发病率和慢性肝脏疾病死亡率之间关系"的研究中发现，食用红肉显著增加慢性肝脏疾病的死亡风险及肝癌的发病率；而欧洲的一项大型研究从 1992—2010 年共随访 5 415 385 名欧洲人，其中有 191 名被诊断为肝癌，研究分析发现，红肉及加工肉并不是影响肝癌发病的独立危险因素。

美国的一项研究中（Campbell，等）利用黄曲霉毒素肝癌动物模型分析肝癌促发因素，发现牛奶中的蛋白质是非常强的促癌因素；而意大利（LaVecchia，等）的一项临床研究则显示，牛奶的摄入量高会降低肝癌的发生风险。

这些有争议的结论，其中或许有研究方法不同而导致的研究结论的差异，但也给我们提示，要重视地域、社会环境、人种的不同，这些变量与饮食叠加在一起，可能对肝癌会有不同的影响。因此，在分析我国肝癌发病的影响时，应该更加重视本土研究和本土数据，基于我们的国情和临床观察的实际情况，开展实事求是、"接地气"的分析。对尽量多的研究进行分析，寻找让人更加信服的结论。

可以说，饮食与肝癌的关系复杂，找出预防肝癌的最佳饮食方式，还需要更多的研究证据。当然，综合多项研究，可以明确的是：降低肝癌的患病风险，首先要保证饮食多样化，多食蔬菜、水果，该类饮食中富含膳食纤维、胡萝卜素和维生素 C 等营养素，有积极的防癌和抗癌作用；适当多食用深海鱼，经常饮用绿茶，保持良好的生活习惯等，这些对降低肝癌的患病风险有很大的帮助。

科学饮食，以和为补

对于国人，还有一个根深蒂固的观念，就是"进补"。生病了，总要补点什么，小病小补，大病大补。

我们临床看到很多肝癌患者，开始阶段是自己和家属主动寻求各种补品，进行所谓的"养生进补"，在我们的劝解之下，开始回归到正常饮食。但让人哭笑不得的是，很多患者还在"被动进补"，因为患者周围亲友在得知其患病消息后，所有对患者表达关心的方式，几乎都体现在给患者买补品，人参、海参、虫草、阿胶，凡此种种，追求"越补越好"。因此，我们临床上定期都会对患者进行饮食健康宣教，以防其"误入歧途"……

其实，今时今日中国人的生活水平大幅提高，饮食营养状况与以前已完全不同，盲目进补的观念早就过时了！当代中医所讲的补，为"调补"，"以和为补"。"和"就是平和、平衡，它是动态的：患者体虚，缺乏营养时，予以补养气血；患者为瘀证、实证等时，则以疏通为补，甚至"以泻为补"。肝癌患者情况复杂，从中医学的辨证分析，往往"虚实夹杂"，无论治疗还是调理，都需要小心谨慎。更何况，患者的脾胃状态各有不同，对于脾胃功能虚弱的人来说，进补只会增加脾胃负担，导致"气滞"，化为"湿热""痰湿"，变成新的病理因素，对身体造成进一步损害。

现代医学认识同样如此，肝癌患者在疾病的特定时期，或者接受针对性治疗时，对营养摄入会产生较大影响。比如，放疗和化疗阶段，会有部分患者出现进食困难、味觉异常以及饮食习惯的改变，可能导致不同程度的营养不良。因此，部分指南建议对于接受放化疗的患者，在治疗时和治疗后应有专业营养师对患者进行营养风险筛查和营养评定，并进行定期随访，给予营养干预。而我们临床也一直关注患者在治疗影响下饮食营养发生的重大变化。参考目前已报道出的大量研究结论，有些已经几乎达成了共识，也很有必要进行介绍和推广。

如蔬果中富含膳食纤维，现代营养学中对于膳食纤维的重视，我们认为也是调补理念的一种体现。膳食纤维既能预防由某些化学致癌物诱发的癌变，又能调整体内激素或作为内源性肿瘤抑制剂，抑制肿瘤的发生。深绿色蔬菜（菠菜、蒜苗、芹菜等）、深黄色蔬菜（胡萝卜、南瓜等），这些蔬菜含有大量的维生素 C 和 β-胡萝卜素，两者作为人体重要的抗氧化剂，在体外和动物实验中都被证明具有抑制癌症发生的作用。

事实上，经过临床实践，我们针对性地对部分患者建议规律应用"果蔬方""代茶饮方"等，配合调理放化疗后身体发生明显偏颇的体质，减轻放化疗带来的痛苦体验，在改善患者饮食营养状况，提高临床疗效方面，取得了很好的效果。

总之，我们认为，肝癌给患者带来的影响是巨大的，会给患者的生活带来全方位的影响。饮食健康、营养均衡是提高生存质量的重要方面。要改变患者"偏听""偏信""盲从"等习惯，让肝癌患者有可以依靠的饮食原则，有明确的值得去坚持的正确方向，这是每位医者特别是饮食营养研究者应该为之努力的。

"以食为药"：东西方的共识

在人类饮食历史上，人们一直都在探索如何利用饮食以有效地维持正常的生命活动，促进生长发育，延缓衰老，防病治病，保持健康。从这个意义上看，自从有了人类，就有了人类根基于饮食的保健活动。

中医学一直强调"食医""以食为药"，国内外的诸多研究共识以及何裕民教授 40 多年的肿瘤临床和理论实践，也进一步证明：食物就是最好的药物。积极的营养支持不仅可以辅助抑制肿瘤，而且可以给患者增加营养，提高免疫力。

食物：百药之源

随着人类社会的发展，生产力水平的提高，食物资源的丰富，饮食保健的作用逐渐被发现，人们把某些养生治病作用比较强的食物从人类食物群中分列出来，成为专门防治疾病之用的药物，这既是饮食保健的萌芽，也是药物的起源过程。可以说，食物为百药之源。

中医学认为，肝癌属于"积聚""癥瘕"等范畴，都可以由饮食不当所导致。中医学认为"凡酒食不节，饥饱失常，损伤脾胃；胃不能腐熟水谷，脾不能运化水谷精微；湿浊内生，凝聚成痰，痰湿阻滞；气机不畅，脉络壅滞，痰浊与气血搏结，均可积聚"而成"积聚""癥瘕"等。饮食不加节制，饥饱没有规律，都会对脾胃的消化功能造成损伤，脾胃功能失常会产生中医学所讲的"痰湿""痰浊"等病理因素，还会造成气血流通不畅，久而久之，就会产生肿瘤等疾病。

如今临床中，肝癌患者在治疗的同时，最关心的就是平时该怎么吃？而患者因吃得不对出问题的，不在少数！何裕民教授及其专家团队在给患者临床治疗的过程中，常常给患者进行营养指导和饮食调整，收效甚好，很受患者欢迎。

因此，广大医护人员需重视肝癌患者的饮食调理，将其作为肝癌临床治疗和康复的重要环节，将很大程度上有助于改善患者的营养状况，改善患者的整体状态，提高临床治疗效果，促进患者康复。

现代研究共识

营养素与肝癌

• 膳食脂肪

来自全球范围大量研究的证据表明，不良的饮食习惯被认为是促成肝癌发展的主要因素，其中膳食脂肪的摄入与肝癌的关系，引起了人们的广泛关注。

美国进行了一项全国性的健康和营养检查调查，参与人数为9221名，随访时间为13.3年。在随访过程中有123人被诊断为肝癌，根据进一步的研究发现，饮食中总脂肪的消耗与肝硬化或肝癌的风险有关。

发表在《癌证研究与临床肿瘤学杂志》（*Journal of Cancer Research and Clinical Oncology*）的研究显示，高脂肪饮食与罹患肝癌的风险有关，但不同的脂肪类型对肝癌的发生具有不同的影响。不饱和脂肪酸被认为可以降低患肝癌的风险，而饱和脂肪酸与肝癌关系密切。

2018年，美国路易斯安那州立大学健康科学研究中心（LSUHSC）的研究指出：高饱和脂肪酸饮食会促进肝脏肿瘤的发生。2021年，国内有研究机构也证实了这一观点：饱和脂肪酸与肝癌的发生有密切的联系。而且认为，总脂肪摄入量的增加会促进肝癌的发生。

关于脂肪促进肝癌发生的机制，有研究认为，肝脏是人体合成和循环脂肪酸/胆固醇的主要器官。脂肪进入人体后，促使肝脏分泌更多的胆汁，胆汁进入肠道后，胆汁中的初级胆汁酸在厌氧细菌的作用下，转变成脱氧胆酸和胆石酸，而这两种物质都是促癌剂，最终有可能导致肝癌的发生。

虽然前文有述，红肉（富含饱和脂肪酸）及加工肉并不是影响肝癌发病的独立危险因素。但根据临床肝癌患者的饮食及众多研究结果显示，多吃红肉对肝癌的发生、发展有不同程度的影响。

因此，建议日常膳食中要少吃高脂肪食物，如畜肉、肥肉、黄油、蛋糕、油炸类食品（炸鸡、炸薯条、炸丸子、炸油条、炸麻花等）等。

蛋白质

蛋白质作为人体三大宏量营养素之一，是构成健康饮食中重要的组成部分，对人的生长发育、维持机体各项生理功能等，都有积极的作用。

蛋白质从食物来源来说，可分为动物蛋白和植物蛋白。一项关于营养补充物与肝癌的研究显示，长期大量摄入动物蛋白的人群更容易罹患一些与肝脏相关的疾病，包括肝癌。

氨基酸是合成蛋白质的基本单位，亮氨酸、缬氨酸和异亮氨酸被称为支链氨基酸，是蛋白质中的三种常见氨基酸。支链氨基酸已被证明在体内能够通过影响基因表达、蛋白质的代谢以及胰岛素抵抗等方式，对肝癌细胞起抑制作用。此外，对于肝癌患者来说，由于肝脏受损，吸收能力下降，而相比其他氨基酸，支链氨基酸更容易被人体吸收。

饮食上，建议患者多摄入一些富含支链氨基酸的食物，如乳清蛋白、鸡肉、鱼、大豆、扁豆、玉米、全麦、糙米等。

B 族维生素

B 族维生素包含 9 种水溶性维生素，是人体生长、代谢过程中必不可少的，其中叶酸和维生素 B_{12} 与肝癌的发生有密切的关系。

美国国家癌症研究所和美国国立卫生研究院在报告中同时写道："研究表明，人类叶酸水平升高可能与肝损伤和肝癌的发生呈负相关。"

叶酸是一种天然具有抗癌功效的维生素，研究发现，叶酸可诱导癌细胞凋亡，并影响癌细胞的基因表达，有一定的抑癌作用。

而维生素 B_{12} 可通过甲硫氨酸合成酶形成甲硫氨酸，从而改变人体半胱氨酸水平和叶酸状态，这在抑制肿瘤的发生中至关重要。

澳大利亚的研究人员进行的一项最新研究表明，饮食中多摄取叶酸和维生素 B_{12} 可降低心脏病和癌症的风险。该研究发现，叶酸和维生素 B_{12} 能够降低人体细胞核里的遗传物质脱氧核糖核酸的损耗，而脱氧核糖核酸损耗超过正常水平的人患癌症的危险性要比脱氧核糖核酸损耗低的人高出 2～3 倍。

因此，建议人们膳食中多吃富含叶酸和维生素 B_{12} 的食物，如绿叶蔬菜和粗粮中富含叶酸，鸡肉、鱼类、肾脏中则含有丰富的维生素 B_{12}。

维生素 C

在体内，维生素 C 被认为是人体的"清道夫"，可清除过多的自由基，并且对因氧化应激而引起的组织损伤，可起到保护作用。

近日，我国最新研究指出：维生素 C 能降低肝癌干细胞的活力，减少癌细胞的形成及抑制其生长。其机制来源于维生素 C 可增加体内过氧化氢的浓度，从而诱导肝癌干细胞凋亡。研究还表明，维生素 C 的摄入在治疗中可与传统的化学药物同时使用，且没有不良反应。因此，将维生素 C 与其他化疗药物一起使用，将会成为一种有效的新型治疗策略。

除此之外，维生素 C 还能够调节和维持肝脏脂质处于稳态，参与蛋白质的代谢、胶原蛋白的合成等。另外，维生素 C 在免疫防御方面也是一个重要的贡献者。

因此，建议肝癌患者在治疗过程中可摄入一些富含维生素

C 的食物，如柑橘类水果、彩椒、草莓、西蓝花、白菜等。

● 维生素 E

维生素 E 是一种脂溶性维生素，具有强大的抗氧化作用。在体内，维生素 E 被输送至肝脏，通过极低密度脂蛋白（VLDL）进行转运，维生素 E 在体内循环中被分泌并运输到外周组织，在那里发挥作用。

有研究发现，摄入较高水平的维生素 E，对预防和治疗肝癌都展现出较好的功效。该项研究中，研究对象由 132 837 名中国男性和女性构成，其跟踪调查时间长达 5 年以上，报告写道："在我们的研究中，无论有无肝病的受试者都发现了维生素 E 与肝癌的关联，这表明维生素 E 的作用不限于特定类型的肝癌，例如由乙型肝炎病毒引起的肝癌等。"

同时，有研究认为，从饮食或补充剂中摄入大量维生素 E 与降低中国中老年人罹患肝癌的风险有关。

值得一提的是，维生素 E 之所以在我们体内能够发挥较好的抗癌作用，是因为维生素 E 的组成部分——生育酚和三烯生育酚。其中，所有的生育酚都是抗氧化剂，对防治肝癌有一定的作用。但建议广大患者最好从食物中摄入人体所需的维生素 E，如芝麻、核桃、花生、菠菜、芹菜、白菜等。

植物化学物与肝癌

● 表没食子儿茶素没食子酸酯

茶，自古以来广受中外人士的一致好评，是全球最受欢迎的饮料之一。茶不仅给我们带来丰富的味蕾体验，茶中还富含丰富的植物化学物。

在众多类型的茶中，绿茶的植物化学物含量最高，含有较高水平的多酚，被称为儿茶素类。该类植物多酚已被证明具有抗诱变和抗癌的功效，其中表没食子儿茶素没食子酸酯（EGCG）是绿茶中最主要的多酚，占绿茶总多酚的40％，因具有强大的抗肿瘤作用而引起大家的关注。

表没食子儿茶素没食子酸酯是一种具有较强抗氧化特性的植物化学物，在抑制包括肝癌在内的癌症发生和发展中，发挥着较强的作用。在2021年出版的《生了肺癌，怎么吃》一书中，也提及了表没食子儿茶素没食子酸酯对肺癌的抑制和治疗作用。表没食子儿茶素没食子酸酯已被大量的动物实验证明，可以抑制所有肝癌细胞系的生长，具有预防肝癌的可能性。

但是，剂量是关键，欧洲食品安全局发现，每天表没食子儿茶素没食子酸酯的摄入量超过800毫克，可能与更大的肝损伤风险有关，会引起肝毒性。所以，建议大家获取表没食子儿茶素没食子酸酯的方式以"多饮绿茶"为主。这样才是最安全、有利于治疗的方式！

• 姜黄素

现如今，天然产物已经演变成预防和治疗多种类型癌症的"后备军"，姜黄素就是其中之一。

姜黄素，是一种源自姜黄的黄色天然化合物，在亚洲被广泛用作香料，是许多疾病预防、治疗的首选。姜黄素已被证明具有抗炎、抗氧化和抗血管生成的作用，同时还具有潜在的抗肿瘤作用。

近几年，在姜黄素与肝癌的研究中发现，姜黄素能够通过体内一些特有的机制对肝癌细胞进行靶点抑制，最终使其凋亡。

此外，姜黄素还被认为能够抑制肝癌细胞的生长。因此，姜黄素被建议运用至由各种因素引起的肝癌的治疗中，不仅能够有效地改善治疗效果，还能控制肿瘤复发。

但姜黄素在水中的溶解度较差，在肝脏和肠道中代谢较快，使得它的吸收率较差，非常容易排出体外。所以，建议患者多从食物中获取姜黄素，如咖喱、生姜、姜黄粉等。

• 白藜芦醇

白藜芦醇对健康的益处一直是大家所关注的，目前在 300 多种可食用性植物中均发现白藜芦醇的身影。

基于肝病在世界范围内快速的扩展性，利用植物化学物作为治疗的方式已经广受人们关注。最近的研究表明，可利用白藜芦醇抗氧化的特性，对肝脏中的葡萄糖和脂质产生影响，使肝癌细胞减少、脂肪沉积和呈现缺血状态，从而使其坏死或凋亡。此外，白藜芦醇还能通过改变肝细胞中脂肪酸的形成，从而导致肝癌细胞凋亡。

白藜芦醇中特定的作用机制几乎都与其具有抗氧化活性有关，这种特性除了可以参与肝癌的治疗以外，还能起到保护肝脏的作用，防止肝脏受到因氧化应激而引起的各种类型的损伤。

因此，建议患者在治疗过程中可多摄入一些含有白藜芦醇的食物，如花生、开心果、葡萄、黑巧克力等。

• 槲皮素

可能大家对于槲皮素较为陌生，似乎在生活中几乎没有听过，其实槲皮素存在于许多食物和草药中。槲皮素是许多植物中都含有的一种黄酮类化合物，具有抗氧化、抗炎和增强免疫的功能。槲皮素也是一种有效的癌症治疗剂，被广泛运用至肝癌在内的多种疾病治疗中。

有研究发现，当槲皮素进入体内后会通过诱导代谢活性，抑制癌细胞的生长，最终使癌细胞凋亡。昆明医科大学在一项研究中指出：槲皮素能够对人肝癌细胞的转移产生影响，认为槲皮素能够通过其机制减缓肝癌细胞的转移速度。除此之外，槲皮素还被认为能够配合肝癌的传统药物共同使用，在不产生副作用的同时，还能提高治疗效果，延缓患者对该药物产生耐药性的时间。

槲皮素其实就藏在我们的日常生活中，其中水果和蔬菜就是槲皮素的主要膳食来源，尤其是柑橘类水果、苹果、洋葱、欧芹、茶、橄榄油、葡萄等。

世界癌症研究基金会的权威结论

世界癌症研究基金会是一个国际权威性的联盟组织，为研究癌症和推广防癌意识做出了巨大贡献。2018 年 7 月，世界癌症研究基金会联合美国国家癌症研究所共同出版了第 3 份专家报告《饮食、营养、体育活动和癌症：全球视角》（以下简称第三版指南）。

以下是第三版指南中关于食物与肝癌之间关系的部分报道。

强证据显示

· 超重或肥胖会增加患肝癌的风险

营养偏颇的现代"文明病"正严重威胁着国民健康，给中华民族的健康与生存敲响了警钟！癌症居于首位。

人们早已知道，肥胖不利于癌症患者。多项研究发现：饮食、体重与癌症的关联远超人们想象。国际抗癌联盟指出，肥胖与酗酒是促使城市癌症高发的元凶！美国研究人员研究指出，肥胖引发癌症的危险性正在增加，并有可能取代吸烟成为美国人患癌的头号元凶。美国哈佛大学公共卫生学院的科研人员在研究肥胖症与癌症的关系后发现，在美国死于癌症的男性和女性患者中，与肥胖症有关的比例分别为 14％和 20％。

在第三版指南中明确指出，超重和肥胖与 13 种癌种有关，其中就包括肝癌。

因此，为了减少肝癌的发生，人们要保持合理的饮食，控制体重！

· 饮用酒精饮料会增加患肝癌的风险

中国人好酒是出了名的，各种宴请、朋友聚会等，都离不开酒，可以说是无酒不成席。

但长期饮酒对健康危害极大，这一点已得到学术界的广泛认可。可能有的人会认为：白酒危害较大，红酒、啤酒对健康影响不大。但世界癌症研究基金会在 2007 年版的《食物、营养、身体活动和癌症预防》指南中指出：酒精是人类的致癌物，可诱发人体多处肿瘤的发生。充分的证据显示：含酒精性饮料（包括啤酒、葡萄酒在内）是引发口腔癌、咽癌、喉癌、食管癌、结直肠癌（男性）和乳腺癌的原因之一。酗酒很可能是肝癌的原因之一。

而 2018 年的第三版指南则通过更为详细深入的研究指出：饮用酒精饮料会增加患肝癌的风险。

这些研究都明确告诉人们：在可致癌这点上，不管什么种类的酒精性饮料，如白酒、黄酒、葡萄酒、啤酒等，都有可能致癌，彼此之间没有大的差异。

因此，酒最好别喝。

食用被黄曲霉毒素污染的食物会增加患肝癌的风险

20 世纪 60 年代，英国东南部的一些农场中，有大约 10 万只火鸡不明缘由地突然死亡，一时间在人群中造成了恐慌和不安。后来经过多学科专家的通力合作，终于找出了罪魁祸首：他们从饲料玉米粉中分离出一种前所未知的物质——黄曲霉毒素。

真菌毒素对健康的影响，通过这次事件受到人们的高度重视。其实很多真菌毒素对健康都有危害性，其中臭名昭著的要算黄曲霉毒素了。黄曲霉毒素由黄曲霉和寄生曲霉产生，食用被黄曲霉毒素污染的食物后，人体或动物会出现急慢性中毒，可导致肝炎、肝硬化、肝坏死等；黄曲霉毒素还可损害血管，使血管通透性增加，血管壁变脆破裂，引起出血和瘀斑等。

后来不断有研究开始揭示，黄曲霉毒素的污染与肝癌的发病密切相关。研究显示，食用被黄曲霉毒素污染的食物与肝癌的发病率呈正相关。黄曲霉毒素的毒性很强，相关试验显示，其致癌所需时间最短仅为 24 周。

一般情况下，很少有人会在短时间内大量食用富含黄曲霉毒素的食物，但研究发现，长时间食用含低浓度黄曲霉毒素的食物（自己可能还不知道所吃的食物含黄曲霉毒素）被认为是导致肝癌、胃癌、肠癌等疾病的主要原因，而这一现象很容易被人们忽视。

由于黄曲霉毒素是潜在而危险性极高的致癌物质，1988年国际癌症研究机构将黄曲霉毒素归为Ⅰ类致癌物。

黄曲霉毒素容易污染花生、玉米等作物。而黄曲霉毒素非常耐热，其中黄曲霉毒素 B_1 需加热到 280 ℃才能完全被灭活，开水煮没用；而且黄曲霉毒素几乎不溶于水，也就是说，通过一般常用的清洗烹调方法，很难将其去除。因此，当家庭中花生和粮油等作物出现霉变时，要坚决放弃食用。

美国的一项研究显示：绿叶蔬菜中的叶绿素等物质能有效降低致癌物质黄曲霉毒素的毒性，并减少人体对黄曲霉毒素的吸收。研究人员指出，菠菜、西蓝花、卷心菜等蔬菜中富含叶绿素，不妨多食。

● 喝咖啡降低患肝癌风险

"早C（coffee）"，已成为当代年轻人的常态。然而咖啡对于健康的好坏，大家一直褒贬不一。

咖啡和茶一直是全球最常见的两种饮品。以前，西方人爱喝咖啡，东方人酷爱饮茶，随着全球化的发展，咖啡也逐渐进入东方人的视野中，成为日常饮料的一部分。

第三版指南指出，咖啡中富含大量的生物活性物质，如咖啡因、绿原酸以及多种酚类化合物，具有抗氧化、抗炎、抗血管生成等多种作用，对肝脏起到较好的保护作用。此外，咖啡还能改善胰岛素的敏感性，降低代谢综合征的发生率以及降低肝损伤水平。种种证据都表明，咖啡可降低肝癌发生、发展的风险。

但研究发现，高血压、冠心病等患者长期或大量喝咖啡，将增加体内胆固醇含量，引起心血管疾病。咖啡因虽能提神，但摄取过量也容易导致高血压。

因此，咖啡对人体有利有弊，建议喜好喝咖啡的人群，以适度饮用为宜，总之，喝多成瘾就不是好事。每天饮用咖啡的量以不超过 2 杯为宜，如果连续饮用 4～5 杯咖啡，可能会产生恶心和胃部不适感。

有证据显示

吃鱼可能会降低患肝癌的风险

鱼类是人们健康饮食的一部分，含丰富的优质蛋白、不饱和脂肪酸（如 ω-3 脂肪酸）、维生素 D、维生素 B_2 和多种矿物质等营养成分，发挥着有益的生物效应，是人体获取优质蛋白质的良好来源。

众所周知，多吃鱼有利于预防心血管疾病，其实鱼类的摄入还能减少癌症的发生，其中包括对肝癌细胞的抑制作用。

第三版指南就明确指出："吃鱼可能会降低罹患肝癌的风险。"

研究表明，适量摄入鱼类的人罹患肝癌在内的癌症和其他慢性病的风险较低，寿命也较长。有研究显示，ω-3 脂肪酸能够抑制肝癌细胞增殖，具有较好的抗癌和抗炎作用，能够延缓炎症发生，对肝脏具有保护作用。

超重和肥胖是导致肝癌发生的主要原因之一，鱼类是多种健康饮食模式的重要组成部分，长期坚持多吃鱼的饮食习惯，将有助于我们保持健康体重，有效避免肝癌的发生和发展。

因此，建议大家在日常生活中增加鱼类的摄入量，尤其是

选择一些 $\omega-3$ 脂肪酸含量较高的鱼类，比如鳜鱼、鲭鱼、鲱鱼、虹鳟鱼、沙丁鱼和长鳍金枪鱼等。

- **身体活动可能会降低患肝癌的风险**

除了饮食以外，身体活动也与肝癌的发生有一定的关系。

身体活动以前常指体力活动，现在指骨骼肌收缩产生能量消耗增加的任何身体活动，与我们的健康息息相关。换句话说，只要我们身体动了，那就属于身体活动。现如今，"久坐"成为我们日常生活的常态，比如长期使用电脑、看电视、打游戏或一直进行伏案工作，等等。研究显示，身体活动除了可以使我们长期维持健康体重以外，还对体内多个系统直接产生影响，其中包括免疫和代谢系统，进而影响多种癌症的发展。

世界癌症研究小组的专家通过大量的研究，一致认为："身体活动越多的人，罹患某些癌症的风险就越低，其中与降低罹患肝癌的风险有关。"

超重和肥胖被明确认为是导致肝癌的主要原因之一，而科学的运动可以减少身体储存过多的脂肪，从而通过减少胰岛素抵抗和炎症的方式，降低肝癌的风险或抑制肝癌细胞的发展。除此之外，有研究表示，有氧运动可以有效地减少体内过多的氧化应激反应，并且能够增强体内脱氧核糖核酸（DNA）的修复机制，因此被认为对肝癌在内的多数癌症起到积极的抑制作用。

因此，建议人们在注重健康饮食的同时，也要多关注运动对健康的影响。世界卫生组织建议 18～65 岁的成年人，每天久坐时长不宜超过 1 小时，增加日常运动量，保证每天能够达到 25 分钟的运动时间。

有抗肝癌作用的食物

　　肝癌是一个多因素造成的疾病，先天遗传因素只占 20％，80％都是后天因素引起的，饮食习惯就是其中之一。饮食一直被认为与肝癌的发生发展息息相关，目前已有大量的研究发现，黄曲霉毒素和酒精是导致肝癌的元凶，但同时也有大量的"健康饮食"可作为我们身体的"国防军"，起着预防、抑制肝癌生长的作用。

　　食疗防治肝癌，特别需要重视调理脾胃的功能。《难经》说："所谓治未病者，见肝之病，则知肝当传之于脾，故先实脾气，无令得受肝之邪。"中医学认为，五脏中肝脾关系尤为密切，肝病可以从脾胃上进行防治。

　　脾胃是人体气血生化之源，与肝癌发病有密不可分的关系。肝癌虽病位在肝，但其相关症状，如胃口不好、消瘦、恶心呕吐、腹胀、腹泻等，都属于脾胃功能低下的表现。

　　中医学认为，脾胃为后天之本。脾胃强健才能气血充沛。正气强盛，机体才能御邪或祛邪得力。对于防治肝癌而言，调理脾胃功能应为重点。现代研究也表明，通过饮食调理脾胃，能有效改善患者新陈代谢紊乱，提高患者免疫力及抵抗力，改变患者全身内环境及癌细胞生长环境，从而抑制癌细胞的增殖并加速癌细胞凋亡。

全谷类：补虚益气

全谷物食品是什么？

根据 2022 年版《中国居民膳食指南》描述，全谷物是指未经精细化加工或虽经碾磨、粉碎、压片等处理，仍保留了完整谷粒所具备的胚乳、胚芽、麸皮及其天然营养成分的谷物。

全谷物重在强调谷物的完整性，它仅仅脱去了种子外面的硬壳，完整保留了谷物所有的营养元素。全谷物可以解决很多我们身体的"小毛病"，比如在秋冬季，天气寒冷干燥，有些人嘴唇极易出现干裂，严重者可发生口角炎、唇炎等，其主要原因是缺少维生素 B_2，这时多吃一些像全谷物食品这样的富含维生素 B_2 的食物，就能很好地解决这一问题。

我国常作为主食的稻米、小麦、大麦、燕麦、黑麦、黑米、玉米、裸麦、高粱、青稞、黄米、小米、粟米、荞麦、薏米等，如果加工得当，均可作为全谷物的良好来源。对于正常人群，全谷物是有利于维持脾胃的正常功能的。要知道胃是一个"不思进取"的器官，它的运作有着"用进废退"的特点。也就是说，如果长期人为降低胃的工作量，胃就会认为自己不需要努力工作而消极怠工，因此细软食物反而更可能导致胃动力和功能不足。而杂粮的质地相对较硬，富含膳食纤维，硬性要求胃打起精神干活，保证正常的胃液分泌与胃蠕动。全谷物有利于消化道的"自我净化"，给肝脏排毒。所以，全谷物是食疗中预防肝癌的重要成员。

但肝癌手术后患者以及中晚期肝癌患者常会出现胃肠功能弱、营养吸收差、排毒功能下降的问题，全谷物食物作为粗粮，若是做得不够熟烂、过量食用或咀嚼不充分，会给肠胃带来额外的负担。此时若过多食用全谷物食品，会造成腹胀、腹泻等不适。这类人群的确不适合全谷物饮食。

全谷物食用需要注意以下几点：

（1）煮软煮烂。有些全谷物的质地比较硬，可以通过提前浸泡、增加蒸煮时间、利用压力锅等方式达到煮软煮烂的目的。

（2）磨粉或打成糊糊。食物颗粒越细小越容易消化。除了自己磨成粉以外，市场上的全谷物粉也是个不错的选择。建议购买全谷物粉时，选择食品配料表中全谷物排在第一位、其他配料成分少的产品；也可以煮粥或者直接用豆浆机打成糊糊喝。

（3）选择全麦馒头、全麦面包等食品。它们经过微生物发酵后，一些妨碍消化吸收的物质被降解，因此更容易消化吸收。

◆ **薏米杏仁汤**

食材：薏苡仁50克，甜杏仁50克，苦杏仁9克，核桃50克，冰糖30克，水600毫升。

做法：在锅中放入甜杏仁、苦杏仁、核桃、薏苡仁，加入清水，煮熟后加入适量冰糖即成。

功效：润肠通便、抗炎、镇痛、抗肿瘤。

点评：此方中薏苡仁、苦杏仁都有显著的抗肿瘤作用；甜杏仁、核桃有润肠通便的作用，适合术后及中晚期排便困难的肝癌患者。薏苡仁有一定的利水作用，对于中晚期肝癌腹水患者，也有很好的功效。

◆ **赤豆薏苡仁饮**

食材：薏苡仁 30 克，赤小豆 50 克，水 600 毫升。

做法：薏苡仁和赤小豆浸泡 30 分钟后，大火煮开，小火慢炖 30 分钟即成。

功效：健脾、利湿、消肿。

点评：此方薏苡仁健脾利湿；赤小豆利湿消肿。本方以健脾利湿为主。适用于食欲不振、腹胀、大便黏腻的肝癌患者，同样适用于肝癌中晚期有腹水的患者。

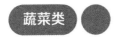

蔬菜类

芹菜：清热平肝

芹菜是老百姓饭桌上的家常菜，有水芹和旱芹两种。《本草纲目》中记载芹菜粥具有"固肾利尿，清热平肝"之效。在现代医学研究中也证实了芹菜素或芹菜鲜汁均有明显的降压作用，旱芹的水提取物有降低血脂（总胆固醇、低密度脂蛋白、甘油三酯）的作用，水芹的水煎液对肝细胞有一定的保护作用，故对于肝癌患者的食疗，可尽量食用水芹。

同时，芹菜作为高纤维食品的代表，经肠内消化作用产生一种木质素，这是一种抗氧化剂，高浓度时可抑制肠内细菌产生的致癌物质，还可以加快粪便在肠内的运转，减少致癌物质与结肠黏膜的接触，达到预防肿瘤的目的。

食用芹菜需要注意以下几点：

（1）脾胃虚寒者少吃：《本草汇言》载："脾胃虚弱，中气寒乏者禁食之。"由于芹菜性凉质滑，故脾胃虚寒、腹痛腹泻者，不宜多食。

（2）宜茎叶搭配一起食用：芹菜叶不仅富含各种维生素以及微量元素，并且蛋白质含量也十分丰富，食用时不应丢弃，茎叶搭配食用，营养更均衡。

◆ 水芹瘦肉粥

食材：粳米 250 克，水芹 120 克，瘦肉 30 克，食盐、味精各少许。

做法：将水芹与瘦肉洗净，切碎，备用。粳米入砂锅内，加入瘦肉末，加水煮至八成熟后，放入水芹，继续煮至粥成，加入适量食盐、味精，调味即可。

功效：平肝清热、护肝抗癌。

点评：研究发现，水芹煎液对肝细胞有一定的保护作用。中晚期肝癌患者常出现白蛋白降低，瘦肉可有效地补充蛋白质，瘦肉也可换成虾仁或牛肉等富含优质蛋白的原料；若患者有腹水，可减少或不加食盐。

若患者口服靶向药物时出现血压升高，食用本膳食，不仅可抗癌，对降低血压也有一定的疗效。

竹笋：舒郁开膈

竹笋自古被视为"菜中珍品"，不仅脆嫩鲜美，而且对人体大有益处。嫩竹叶、竹茹、竹沥均可作药用，而竹笋也具有舒郁开膈的良效。孙思邈在《备急千金要方》中提及竹笋"主消渴，利水道，益气力，可久食"。清代养生学家王孟英也在《随息居饮食谱》中说竹笋"甘凉，舒郁，降浊升清，开膈消痰"。

竹笋作为低糖低脂肪高纤维食物，富含粗纤维，具有极强的清理肠胃的作用。长期便秘的肝癌患者，胃肠毒素会被大量吸收而进入血液，大大增加了肝脏解毒的负担，久而久之毒结致病。

中医学认为，竹笋能降浊升清、开膈消痰、通便，故能很好地减轻肝癌患者腹胀、胃脘部不适、便秘等临床症状。

竹笋还能疏肝理气、降肝火，这也是竹笋的第二大功效，所以尤其适合于肝癌见情志不舒、头痛、眼睛干涩、腹胀痛、舌苔黄厚腻者。

食用竹笋需要注意以下几点：

（1）易过敏者最好别吃：对有些人来说，竹笋食用过多可能会诱发哮喘、慢性支气管炎、过敏性鼻炎、皮炎、荨麻疹等疾病。因此，这类人群最好别吃。

（2）尿路结石者少吃：竹笋中草酸含量较高，草酸易与其他食物中的钙结合，形成难以溶解的草酸钙，一方面可影响人体对钙的吸收，另一方面也会加重尿路结石。因此，若用笋片、笋丁炒菜，可先将竹笋在开水中焯一下，然后再配其他食物炒食。这样既可减少竹笋的涩味，又能减少竹笋中的草酸含量，防止结石产生。

（3）胃病患者少吃：竹笋含有较丰富的粗纤维，容易使胃肠蠕动过快，加重胃溃疡、胃出血者的病情。

◆ 竹笋鲫鱼汤

食材：竹笋 100 克，鲫鱼 500 克，盐、味精各少许。

做法：将竹笋洗净切片，在开水中焯一下；鲫鱼去鳞及内脏，将竹笋和鲫鱼同煮汤，加入盐、味精少许即成。

功效：益气健脾、利尿消肿。

点评：中晚期肝癌患者常出现低热、便秘、腹水、低蛋白血症等临床症状。竹笋有清热通便之效；鲫鱼有健脾消肿之功，两者配合效果更佳。若患者腹水明显，可不加食盐，以免加重水肿。临床上肝癌患者常见腹水的问题，何裕民教授常用本膳配合中药治疗患者，常获佳效。本方中竹笋也可换成赤小豆或冬瓜皮，也有一定的利尿、消腹水作用。

芦笋：扶正抗癌

芦笋，学名石刁柏，别名龙须菜。《神农本草经》将芦笋列为"上品"，认为久服可轻身益气延年。

芦笋美名被广泛传播是由于其特殊的抗癌作用，芦笋中的叶酸、天门冬酰胺及多种甾体、皂苷物质等成分，能促使细胞正常生长，并对癌细胞有一定的抑制作用。并且芦笋还含有丰富的抗癌元素——硒，它可阻止致癌物质过氧化物和自由基的形成，通过抑制癌细胞中脱氧核糖核酸的合成，阻止癌细胞分裂与生长。目前已有大量的国内外研究证实，芦笋饮料以及芦笋胶囊具有一定的抗癌作用。

同时芦笋也有一定的增强免疫力作用，肿瘤患者对胸腺五肽、白介素-2 等增强免疫的药物极为熟悉，这类药物能够通过增强人体免疫力，起到抑制肿瘤的作用，这与中医扶正祛邪的理论不谋而合。而经研究证实，芦笋恰恰具有增强胸腺功能以及提高白介素－2 的作用，能够在一定程度上提高人体免疫力。

芦笋还具有保肝以及解酒的能力。饮酒伤肝已经得到大家的共识，同时也被科学研究所证明，世界卫生组织国际癌症研究所已于 2012 年正式将酒认定为Ⅰ类致癌物，即肯定致癌类物质。但是中国的酒文化传承至今，好酒之人不在少数，且家人团聚、朋友聚会，酒都已经成了不可或缺的一环。在倡导少饮酒，甚至不饮酒的同时，我们也需要了解如何解酒，以保护我们的肝脏。有研究证实，芦笋及芦笋叶提取物中的氨基酸和矿物质可以减轻宿醉症状，具有与保肝药物相同的抗氧化还原作用，保护肝细胞免受酒精毒素的侵害，对肝损伤有明显的保护作用。所以，常饮酒之人或肝功能不佳的人群可多食芦笋，起到食疗保肝的效果。

食用芦笋需要注意以下几点：

（1）痛风患者不能吃：芦笋含有的嘌呤成分不低，肝癌伴有痛风的患者不宜多食，以免加重痛风症状。

（2）食用避开特定药物：有些药物不能和芦笋一起食用，如阿司匹林。芦笋如果与阿司匹林一起食用，会对胃造成一定的刺激，损伤胃部。

◆ 清炒什锦

食材：芦笋 10 根，山药半根，木耳 10 朵，大虾 10 只，胡萝卜 1 根，油、盐、白胡椒粉、淀粉各适量。

做法：虾全部剥皮去虾线，木耳泡发，芦笋、胡萝卜、山药切好。虾仁用少许淀粉、盐、白胡椒粉抓匀，腌渍一会。将芦笋、山药、木耳、胡萝卜焯水备用。锅中放少量油，把虾仁煎熟，盛出备用，不用洗锅，用煎过虾仁的油，炒焯过水的蔬菜，快速翻炒，加少量盐调味后，放入煎过的虾仁，最后加入少量淀粉勾芡即成。

功效：抗肿瘤、增强免疫、护肝消肿。

点评：芦笋本身抗肿瘤效果明显，既能增强免疫力，又能抑制肿瘤细胞增长，尤其是肝癌患者常常接受介入治疗和放疗等，会使患者出现免疫力下降的情况，适当食用芦笋，还有保护肝细胞的功效，可谓一举三得。其实一般食用白灼芦笋即可，但考虑到肝癌患者常有口淡、肠胃功能差的问题，故加入山药健脾护胃，虾仁、木耳补充蛋白质，还能改善口感。

白萝卜：化积运食

民谚有言："冬吃萝卜夏吃姜，不劳医生开药方。"除了说明白萝卜是冬天的应季蔬菜外，还道出了它的食疗功效。

中医学认为，自古民间有"十月萝卜小人参"之说，白萝卜可谓是冬季进补的佳品。其中所含的多种酶，可以使致癌物亚硝胺分解，具有一定的防癌作用。

肝癌患者饮食不当的情况下，易导致排便不畅，粪便在肠道内滞留时间延长，有害物质被大肠吸收，增加了肝脏的负担，同时对肝脏细胞亦是一种损害。长期这样，易导致肝细胞恢复减慢，损伤加快，加重病情。而过多的毒素还能进入大脑，损害中枢神经系统。这就是为什么肝功能失代偿后，易发生肝性脑病的原因之一。因此，肝癌患者经常食用白萝卜能够起到理气消胀、促进排便的作用，通过减轻肝脏负担，起到保肝的效果。

◆ **萝卜粥**

食材：白萝卜 20 克，粳米 50 克，薏苡仁 50 克。

做法：将白萝卜与粳米和薏苡仁同煮成粥，分早晚 2 次服用。

功效：健脾消食、顺气除胀。对肝癌老年患者的腹胀有较好的辅助治疗作用。

点评：肝癌患者往往出现腹胀、消化不良的问题，何裕民教授临床上常推荐患者食用白萝卜，一方面可助消化，另一方面可通腑、促进排便、清理肠道。吃法上，除了萝卜粥以外，凉拌萝卜丝、萝卜炖排骨、红烧萝卜等，都是家常简便的吃法，特别适合于肝癌患者。而且萝卜的种子就是临床常用的中药莱菔子，可消食除胀、化痰，因此萝卜药食两用，不妨常食。

芋头：软坚散结

芋头不仅是席上佳肴，而且是食疗上品，它性平味甘，具有调中、补肝肾之功。据《滇南本草》记载，芋头可治中气不足，久服可补肝肾、填精益髓。同时它也具有软坚散结之效，是中医学中治疗瘰疬，即淋巴结肿大的常用药。

现代研究认为，软坚散结药能阻断肿瘤新生血管生成，从而起到抑制肿瘤生长的作用，所以运用中医学的软坚散结法治疗肝癌，已成为当今医界极为重视的治疗方法之一。芋头没有药物那样攻伐猛烈的药性，作为我们常见的食材，不但具有补中益气、调补肝肾的作用，同时具备软坚散结、防癌抗癌的功效，是难得的药食两用佳品。

食用芋头需要注意以下几点：

（1）芋头虽好，但不可多吃：芋头属于碱性食物，在胃内可中和胃酸，大量食用会影响胃肠道的功能，引起消化不良。

（2）芋头吃多了容易引起腹胀：芋头含有大量的淀粉，淀粉在分解过程中会产生一些气体，若一次性食用大量的芋头，在胃里分解时会产生大量的气体，引起腹胀。

（3）不可生吃芋头：生芋头中的黏液触及咽喉，会导致痒痛，熟吃则不会。用手剥生芋头皮时，黏液也会刺激手部皮肤，导致发痒不适，可用姜汁擦拭发痒部位，有一定的止痒效果。

◆ 虾仁芋头煲

食材：虾仁 10 只，芋头 250 克，鸡蛋 2 枚，玉米粒、米酒、盐、植物油、姜各适量。

做法：虾仁用米酒、盐、蛋清腌片刻；芋头去皮切成滚刀块；油锅七成热，先放入玉米粒爆炒，再放入芋头翻炒；把玉米粒、芋头、生姜片转入另一砂锅，注入米酒和适量冷水（没过芋头块即可），中火煮开后，小火焖 20 分钟，芋头熟烂，加盐，中火，放入虾仁，水沸后即可。

功效：调补中气、消肿抗瘤。

点评：芋头本身具有软坚散结的作用，具有一定的抑制肝癌的效果，而且芋头富含淀粉，对于消化功能欠佳的肝癌患者，熟烂的芋头可为首选食品之一。同时加入虾仁、鸡蛋补充优质蛋白质，有助于改善患者营养状况。

若患者为晚期肝癌并有下肢淋巴结转移者，也可常用本膳食。

番茄：健胃平肝

中医学认为，番茄具有生津止渴、健胃消食、凉血平肝等功效，是肝癌患者理想的蔬菜，对肝脏、心脏等器官都具有很好的营养保健作用。

番茄含有丰富的天然抗氧化剂，除了维生素 C 外，还含有番茄红素。而番茄红素是一种使西红柿变红的天然色素，它在人体内的作用类似胡萝卜素，是一种很强的抗氧化剂，具有良好的防癌、抗癌作用，其强大的抗氧化活性可以消灭促使癌细胞生长的自由基，从而抑制癌症。

有研究表明，生吃番茄虽然可以获得大量的维生素 C，但是食用加工后的番茄，保健作用更佳。与食用生番茄相比，人们食用加工后的番茄，能摄入更多的番茄红素、β-胡萝卜素等抗氧化剂。这是因为高温破坏了番茄细胞的细胞壁，从而增加了番茄红素、β-胡萝卜素等抗氧化剂的释放。此外，番茄在烹调过程中，常会用到花生油、色拉油等植物油，而这些油脂可促进番茄红素等脂溶性抗氧化剂释放，充分发挥抗氧化作用。当然，凡事有利必有弊，加热后，番茄中的维生素 C 也会受到一定的破坏，但是人体从番茄中摄入了更多的番茄红素和其他抗氧化剂。因此，总体而言，更推荐大家食用烹饪以及加工后的番茄。

食用番茄时，建议不要空腹吃。番茄中含有可溶性收敛剂，当空腹食用番茄时，番茄会与体内的胃酸发生反应，生成一种不易消化的块状物，造成胃痛、胃胀等不良反应。因此，建议最好在进食其他食物后再吃番茄，或者和其他食物搭配着吃。

◆ **番茄鸡蛋羹**

食材：番茄 1 个，鸡蛋 1 枚，红薯粉、盐各适量。

做法：番茄用搅拌机搅拌成番茄糊；红薯粉加入清水调成粉水待用；番茄糊冷水下锅，煮开后把调好的红薯粉水淋入锅中，边淋边轻轻搅动；锅中汤再次煮开，加入适量盐，淋入蛋液即可。

功效：增加食欲、促进肠道蠕动、抗肿瘤。

点评：番茄本身抗瘤效果明显，各种食用方法皆可，如普通的番茄炒蛋也是上佳的食疗方法。此处推荐此法，因肝癌患者一般脾胃功能较差，酸甜之物可增进食欲，再则鸡蛋羹易消化，能快速补充能量，而且鸡蛋为优质蛋白，对肝癌患者并发低蛋白血症者，有很好的疗效。

荠菜：利肝和中

在农村，三月春季初临，正是采荠菜的好时候，田间路旁随处可见它的身影。春天的荠菜叶嫩根肥、味道鲜美，比起苦菜、马齿苋、枸杞头等，更具有独特的清香和美味。如今城市生活中，荠菜慢慢变成了稀罕物。荠菜古称"护生草""百岁羹"，寓意它能治百病，对身体大有益处。《本草纲目》言其"利肝和中，明目益胃"。民谚有云："三月三，荠菜当灵丹。"可见，荠菜有很好的药用价值。

现代药理实验证实，荠菜具有多种疗效。它有良好的降血压、止血作用，对麻疹有良好的预防作用。荠菜提取物能延长睡眠时间，使气管与小肠平滑肌收缩，改善血管通透性，并有利尿和退热等作用。荠菜虽然不能直接起到抑制肝癌的作用，但对肝癌的一些并发症，如癌性发热、腹水、下肢水肿等，有很好的辅助疗效。

食用荠菜需要注意以下几点：

（1）荠菜选择鲜嫩吃：要挑选不带花的荠菜，这样的荠菜比较鲜嫩、味美。荠菜根部的药用价值最高，制作食疗方时，不应摘除。

（2）肝癌见脾胃虚寒者少吃：因为荠菜性凉，肝癌见脾胃虚弱，尤其是大便不成形、经常腹泻者，不宜多食。

◆ 荠菜鸡蛋汤

食材：荠菜 250 克，鸡蛋 2 枚，植物油、盐、味精各适量。

做法：荠菜洗净切段，鸡蛋打散；炒锅放水烧沸，放入植物油，放入荠菜及鸡蛋稍煮片刻，加入盐、味精，盛入大汤碗内即成。

功效：凉血止血、补虚健脾、清热利水。

点评：中晚期肝癌患者常出现白蛋白降低、癌性发热、下肢水肿等并发症，鸡蛋可有效地补充蛋白质，对低蛋白血症患者，疗效较好；而且荠菜本身有一定的退热效果，又长于利水。因此，肝癌兼有上述并发症的患者，可常食本方。

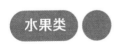

李子：清肝涤热

中医学认为，李子味甘、酸，性平，归肝、脾、肾经，有清热生津及消积的功效，善治虚劳骨蒸、肝病、食积等疾患。《随息居饮食谱》中称其能"清肝涤热，活血生津"。

现代研究认为，李子味酸，能促进胃酸和消化酶的分泌，并能促进胃肠蠕动，因而有改善肝癌患者食欲，促进消化的作用。新鲜李子中含有多种氨基酸，如丝氨酸、甘氨酸、脯氨酸等，生食李子对于慢性肝炎、肝硬化或者肝癌引起的腹水患者，大有裨益。

食用李子需注意以下几点：

（1）不宜过量食用李子：李子属于寒性的水果，过量食用会刺激肠胃，引起腹泻。

（2）不能空腹食用李子：李子含有很多酸性物质，空腹食用会使胃酸分泌增加，也容易引起腹泻、腹痛。建议在饭后1小时吃李子，对胃肠功能影响较小。

（3）李子勿与高钙食物一起食用：李子含有草酸，如果和含钙量高的食物，如牛奶一起食用，草酸和钙结合，容易形成草酸钙，导致结石。

山楂：消食散瘀

山楂性微温，味酸甘，入脾、胃、肝经，有消食健胃、活血化瘀的功效。中医学认为，山楂既可作为肝脏引经药，也能"收敛"肝气。《临证指南医案》云："治肝之法，无非治用治体。"即治疗肝病当以恢复其生理特性为要。山楂用于肝癌（肝积）的治疗，能起到一药多效的作用。

现代药理研究发现，山楂具有降血脂的作用，食用山楂可以调节血脂水平，减少肝脏脂质沉积，进而有改善脂肪肝的作用。并且山楂具有抑制肝癌细胞增殖、诱导肝癌细胞凋亡、保护肝细胞、提高机体免疫力等作用。现代药理学研究表明，山楂的乙醇提取物、山楂熊果酸等，能诱导肝癌细胞凋亡，具有较好的抗肿瘤活性。山楂可减轻急性肝损伤时肝细胞的肿胀、坏死和炎症程度；同时还具有抗氧化作用，可稳定肝细胞膜，对于肝癌肝损伤，有一定的保护作用。

橙子：疏肝解郁

橙子含有丰富的维生素 C、钙、磷、柠檬酸、橙皮苷以及果胶等成分，有"疗疾佳果"的美誉，具有生津止渴、疏肝理气、通乳、消食开胃等功效。

临床上，肝癌患者常出现焦虑和抑郁等情志问题，此时可多吃一些疏肝理气的食物。橙子可行气通腑，对肝癌肝郁气滞引起的易怒、忧郁等，具有很好的疗效。

橙子含有丰富的类胡萝卜素，有研究发现，类胡萝卜素在人体血液中的含量越高，就越能有效预防酒精肝、肝硬化的发生。所以，有研究推荐每人每天吃 3～4 个橙子，有助于预防肝病。并且橙子中含有黄酮类、多酚类等抗氧化物质，可以帮助清除身体过多的自由基，有效抑制肿瘤细胞，起到防癌、抗癌的作用。

建议食用橙子时，不要与牛奶同食。因为牛奶中的蛋白质遇到果酸会凝固，影响食物消化与吸收。

苹果：健脾和中

苹果不仅是我国主要的果品，也是世界上种植最广、产量最多的水果。其味道酸甜适口、营养丰富。民间流传着"每天一苹果，医生远离我"的说法，此话虽然有些夸张，但也说明苹果的营养和药用价值很高。

中医学认为，苹果有生津、润肺、除烦、解暑、开胃、醒酒等作用。唐代药学家孟诜认为，苹果"主补中焦诸不足气，和脾"。《滇南本草图说》指出苹果有"治脾虚火盛，补中益气"之效。

苹果具有较强的抗氧化作用，可减少自由基的产生，具有保护肝脏及抗肝纤维化的作用。有研究表明，慢性乙型肝炎、肝纤维化患者在进行抗病毒与抗纤维化治疗时，经常食用苹果，能增强机体抗病毒能力，提高抗乙肝、抗肝纤维化的疗效。

经常吃苹果，还有防癌、抗癌的作用。现代人肉类食物（含有较多胆固醇）摄入较多，而胆固醇在体内能刺激胆汁分泌，使肠道内胆酸升高，引起厌氧菌增多。在厌氧菌的作用下，可以产生致癌作用的胆盐类物质，增加患癌风险。而苹果含有丰富的果胶，可以增加粪便体积，刺激胃肠道，促进排便，减少消化道肿瘤的发病率。

大枣：补血保肝

大枣是我国药食皆用的果品之一，既美味，又补身体。古籍《神农本草经》将其列为上品，民间更有"天天吃大枣，青春永不老"一说。

中医学认为，大枣有补中益气、养血安神、缓和药性的功效，是临床常见的补益药食。鲜枣素有"天然维生素丸"之称，含有多种维生素及矿物质。

大枣不仅营养丰富，同时也是肝病治疗处方中的常用中药，传统的中药方剂"小柴胡汤""桂枝汤"中都有大枣的身影。

现代药理学研究发现，大枣含有三萜类化合物成分，可以抑制肝炎病毒的活性。此外，大枣还能提高体内单核吞噬细胞的吞噬功能，有保护肝脏、增强免疫力的作用，尤其适合于肝癌患者。另外，肝癌患者往往体内白蛋白偏低，而大枣富含氨基酸，有利于蛋白质的合成，可以预防低蛋白血症。

何裕民教授临床常推荐肝癌患者食用大枣，如对于肝癌见谷丙转氨酶轻度升高者，用大枣 20 枚，花生仁 30 克，冰糖适量，加水煎服，可养血柔肝，保护肝脏。

另外，肝癌患者化疗和服用靶向药物后，常出现贫血问题，常食大枣（如每天食用 5～10 枚），可益气补血，对缓解患者贫血大有裨益。

葡萄：补气益肝

葡萄性平，味甘酸，入脾、肺、肾三经。中医学认为，其能益肝阴、利小便、舒筋活血、暖胃健脾、除烦解渴。《神农本草经》载：葡萄"益气培力，强志，令人肥健耐饥，久食轻身不老延年"。

葡萄中含有丰富的葡萄糖及多种维生素，可保护肝脏，减轻腹水和下肢水肿，尤其适合于肝癌患者；葡萄还能提高血浆白蛋白浓度，降低转氨酶含量，保护肝功能。葡萄中的葡萄糖、有机酸、氨基酸、维生素对大脑神经有兴奋作用，对肝癌伴有的神经衰弱和疲劳症状，有改善效果。葡萄中的果酸还能帮助消化、增加食欲，对于肝癌化疗后食欲降低的患者，可常食葡萄。

现代医学证明，葡萄中所含的多酚类物质是天然的自由基清除剂，具有很强的抗氧化活性，可以有效抵御或减少自由基对肝脏的损害。国内外大量的研究结果表明，肝炎、肝硬化、脂肪肝、肝癌、酒精肝等肝病的发生、发展与人体过多的自由基密切相关，临床上应用自由基清除剂治疗肝病，也收到了很好的效果。尤其是近几年，持续清除自由基的保肝方法，已经引起国内外肝病专家的高度重视。进一步研究发现，葡萄籽提取物"原花青素"是迄今发现的来源于植物的最高效的抗氧化剂之一，体内和体外试验表明，葡萄籽提取物的抗氧化效果，比维生素 C 强 20 倍，比维生素 E 强 50 倍。超强的抗氧化作用可清除自由基、保护肝脏，对防治肝癌，有积极的作用。

除了食用葡萄外，葡萄干也是肝癌患者补充铁的重要来源，用葡萄干 30 克，煎水服，对肝癌贫血者，有一定的辅助疗效。

刺梨：抗氧化防癌

刺梨，又名三王果、刺莓果、木梨子，主要分布于黔中等地，品质以享有"中国刺梨之乡"的中国贵州省黔南布依族苗族自治州龙里县为最优，有水果中的"维生素 C 之王"的美誉。

2018 年国内有研究团队在《自然》子刊上发表重磅文章，指出维生素 C 可优先杀死肝癌的肿瘤干细胞，并改善患者预后。由此，让维生素 C 再次登上了抗癌"神坛"。

刺梨除了含有丰富的维生素 C 以外，还含有另一种强力防癌物质——超氧化物歧化酶（SOD）。超氧化物歧化酶是国际公认的抗衰、防癌活性物质，它可降低体内过氧化脂质（LPO）的含量，并能抑制细胞内的致癌物质，减少癌症的发生。而且超氧化物歧化酶进入细胞后，可保护脱氧核糖核酸，促进脱氧核糖核酸进行有效的自我修复，保护机体，远离癌症。

除此之外，国内专家研究还发现，刺梨汁能有效阻断人体致癌物质 N-亚硝基化合物的形成，防止肝癌、神经系统癌种及肺癌、肾癌的发生。

刺梨具有良好的解酒和护肝作用，可改善因乙醇引起的醉酒和肝损伤，其解酒机制可能与刺梨增强乙醇代谢酶活力有关，并且能够通过抑制氧化应激和脂质过氧化反应而改善肝损伤。

刺梨性偏寒，因此，肝癌见脾胃虚寒、胃脘冷痛、慢性腹泻的患者，尽量少吃。

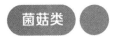

菌菇类

黑木耳：补血抑癌

黑木耳又称云耳，是生长在朽木上的一种食用真菌。它肉质细腻、滑脆爽口，具有较高的营养价值，又称"素中之荤"。

早在远古时期，我们的祖先在寻觅食物充饥果腹的过程中，似乎就认识到黑木耳可以食用。中医学认为，久服黑木耳能和血养荣、润肺补脑、益气强志，是临床补益气血、调理机体、保健强身的佳品。

黑木耳营养丰富，富含蛋白质、脂肪、碳水化合物、钙、胡萝卜素、维生素 B_1、维生素 B_2、磷脂、植物固醇等成分。含铁量高是它的一大特点，其含铁量远超肉类，是肝癌贫血者的补血上品。另外，黑木耳中所含的植物胶质体，具有较强的吸附力，它能吸附停留在人体消化道和呼吸道的灰尘及杂物，使其排出体外，并能促进排便，有助于预防肝癌患者的便秘。

现代医学证实，黑木耳中的黑木耳多糖可不同程度地提高脾和胸腺功能，提高机体免疫力，从而发挥抗肿瘤作用。

◆ 黑木耳炒猪肝

食材：黑木耳（干品）5 克，猪肝 250 克，葱、姜、料酒、盐、味精、香油、淀粉、植物油各适量。

做法：将黑木耳用冷水泡发洗净。猪肝浸泡，去除血水，切成薄片，以湿淀粉少许，抓芡抹匀。锅内放植物油，烧至八成热，猪肝控净水下入，加料酒、葱末、姜丝、盐，煸炒至猪肝熟透，加入黑木耳，炒至黑木耳亮滑透香，加入味精、香油适量，拌和均匀即成。

功效：补益肝肾、强体抗癌。

点评：中晚期肝癌患者常因放疗和介入治疗出现血红蛋白减少、血小板降低等并发症，猪肝含铁丰富，可养血补血；木耳中的多糖有很好的抗肿瘤作用。若见血小板降低，可以用花生衣 60 克，煎汤代茶饮，有明显的升高血小板的作用。

香菇：强身健胃

香菇是世界上栽培最广泛、需求量较大的一种药食两用真菌。它不仅含有丰富的营养，还有重要的药用价值。

中医学认为，香菇具有滋补强壮、益气健胃的功效，对于肝癌见身体虚弱、食少纳差、中气不足的患者，可常食。

现代研究认为，香菇的维生素含量比番茄、胡萝卜还高，香菇中含有多达18种氨基酸，尤其含有丰富的赖氨酸和精氨酸，是人体补充氨基酸的优选食品之一。香菇中含丰富的维生素D原，这种物质进入人体后，经日光照射可转变成为维生素D，维生素D有促进钙吸收的作用，经常食用，有助于降低骨质疏松症的发病率。

另外，香菇有"抗癌第一菜"的美誉，香菇中所含的香菇多糖有增强机体免疫力的作用，可改善人体免疫功能，预防和治疗癌症，尤其是对于肝癌患者，很有益处。同时也有研究证明，香菇多糖有抗慢性肝炎的作用。

因香菇含有较多的嘌呤成分，因此，对于肝癌伴有痛风的患者，建议少吃香菇。

◆ 香菇薏米饭

食材：粳米250克，薏苡仁50克，香菇（干品）5克，油豆腐30克，青豆20克，香油、盐各适量。

做法：取薏苡仁洗净浸透，温水发香菇，香菇浸出液沉淀滤清备用；香菇、油豆腐切成小块。将粳米、薏苡仁、香菇、油豆腐、香菇浸出液等加入盆中混匀，加油盐调味，撒上青豆，上笼蒸熟即可。

功效：健脾利湿、理气化痰。

点评：薏苡仁也是临床抗癌中药方中常用之品。该品性味平和，微寒而不伤胃，益脾而不滋腻，因其营养丰富，是肝癌患者治疗期间和康复期间的食疗佳品。香菇提取物香菇多糖已经制成临床针剂广泛运用于晚期肿瘤患者，在提高机体免疫力和抗肿瘤等方面的效果显著；在食疗方面，香菇可以和前面提到的多种食物配合食用，可以说，"抗癌第一菜"美名当之无愧。

蘑菇：保肝抑癌

在食用菌中，蘑菇以鲜美营养著称。中医学认为，蘑菇味甘性平，能健脾开胃、解毒透疹、化痰止咳，不仅有益肠胃、化痰理气的作用，还具有镇痛的效果。

现代研究发现，蘑菇中含有多种抗病毒成分，对于病毒性肝炎有一定的抑制作用。

此外，有研究发现，蘑菇提取物具有一定的抗癌功能，能使人体免疫系统有效抵御癌细胞侵袭。蘑菇还可减少放疗和化疗的副作用，提高晚期肝癌患者的生活质量，并能够激发人体网状内皮系统释放干扰素，阻止癌细胞的生长。

对于肝癌患者胃口不开、久病体虚，可用蘑菇 100 克，鸡肉 250 克，煮汤食用，可健胃益气，补充营养。

灵芝：保肝护肝

灵芝，又名瑞草，被《神农本草经》称为上品。从《神农本草经》到《本草纲目》，对灵芝的药性、功效都做过较为详细的描述，指出其可补益心肾、调节血压、健脑养胃、消炎利尿、保肝抗癌和降低血糖等，对肝损伤、神经衰弱、支气管哮喘、肾炎等均有良好的疗效。

现代研究表明，灵芝对肝癌生长有较强的抑制作用，国内有研究发现，灵芝酸在低剂量时对肝癌细胞有显著的抑制作用，对肝癌的抑制率高达74.9％。另外，灵芝制剂与化疗或放疗合用时，对肿瘤有较好的辅助治疗效果。灵芝可以减轻化疗和放疗引起的白细胞减少、食欲不振、体重减轻、免疫力降低、肝肾损伤等不良反应，提高肿瘤患者对化疗和放疗的耐受力。

而且，灵芝还是很好的免疫调节剂，对机体的免疫防御机制具有良好的双向调节功能。当机体免疫功能低下时，灵芝可以增强机体免疫功能，从而有效地抵御细菌、病毒等的侵袭；当机体由于免疫过于旺盛导致疾病时，灵芝可以抑制亢进的免疫水平，从而促使自身稳定。灵芝还可以提高肝脏解毒功能，可用于治疗各种病毒性肝炎。

对灵芝过敏者，建议不要吃灵芝；另外，患者手术前、后一周内，或大出血的患者，不建议食用灵芝。

破壁后的灵芝孢子粉更容易被人体吸收，破壁孢子粉（破壁率大于98％）的粗蛋白、总糖及锌、铜、铁、硒等成分的含量变化不大。破壁后孢子粉的脂肪及水溶性多糖的含量分别比未破壁的提高了38.95％和21.83％。其他的研究也表明，破壁孢子粉中的还原糖和多肽较不破壁孢子粉易于提取，而且有效物质含量明显提高。更为重要的是，破壁孢子粉的醇提取液比不破壁孢子粉具有更强的体外灭杀癌细胞的活性。

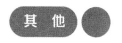

大豆：补脾益气

大豆起源于中国，在我国有几千年的食用历史，其营养全面而丰富，故有"豆中之王"的美称。中医学认为，大豆具有补脾益气、清热解毒的作用。

大豆营养丰富，含有 35％～40％ 的蛋白质，15％～20％ 的脂肪，25％～30％ 的碳水化合物，是植物性食物中含蛋白质量最多者。

大豆不含胆固醇，且大豆中富含膳食纤维，有助于降低人体胆固醇。研究证明，大豆具有提高血液中高密度脂蛋白（HDL），降低低密度脂蛋白（LDL），防止动脉粥样硬化的作用。

大豆中含有较多的硒元素，根据对 20 多个国家和地区的流行病学调查发现，癌症发病率、死亡率高的国家和地区与其地域和食品中含硒较低有关。肝癌患者全血和血清硒含量低，谷胱甘肽过氧化物酶以及超氧化物歧化酶（SOD）的活性也会降低。

研究认为，大豆含有一种植物雌激素（从异黄酮衍生的一种无色结晶化合物），对抑制癌细胞的生长，起着非常重要的作用。它能破坏癌细胞释放出的促进血管生成的化学物质，阻止生成供给癌细胞养料的新血管，断绝癌细胞的"给养"通路，将其饿死。大豆皂苷可抑制人类多种肿瘤细胞（如肝癌、胃癌等）的生长，能通过自身调节增加超氧化物歧化酶的含量，清除自由基，同时对 T 细胞功能也有明显的增强作用。

所以，建议肝癌患者常食黄豆汤、豆浆、豆腐、豆腐干等豆类及加工制品。

泥鳅：祛湿利肝胆

泥鳅又名河鳅、鳅鱼等，肉质细嫩，味道极为鲜美，是一种高蛋白、低脂肪食品，为膳食珍馐，素有"水中人参"的美誉。

中医学认为，泥鳅有补中气、祛湿邪的作用，对于肝癌腹水患者，食用泥鳅，可以减轻腹水；并且泥鳅为高蛋白之物，通过补充人体白蛋白，提高胶体渗透压，也可起到利尿、减轻腹水的作用。

对于肝癌见乏力、厌食油腻、恶心者，可取活泥鳅放在清水中养一天，除尽肠内脏物，再用干燥箱以 100℃ 的温度将其烘干，研为细末，每次取 10 克，日服 3 次，能改善不适症状，并且可以促使黄疸迅速消退，转氨酶下降。

食用泥鳅时，建议不要喝茶。茶叶中含有一些鞣酸物质，可与泥鳅中的蛋白质结合，影响蛋白质消化吸收。

另外，切勿生食泥鳅，有一些古方记载生吃泥鳅能起到治疗肝病的作用，但生吃泥鳅容易感染寄生虫病，如今这种治疗方式已经被禁止。

◆ 参芪泥鳅汤

食材：泥鳅 150 克，黄芪 15 克，党参 15 克，大枣 15 克，山药 50 克，植物油、姜、盐各适量。

做法：泥鳅用少许盐搓洗去黏液，再放入开水中氽烫，备用。油锅烧热，放入姜片，爆香后放入泥鳅，炸至金黄时，铲起备用。再将黄芪、党参、大枣、山药洗净，与泥鳅同放入砂煲里，加适量的清水，小火慢煲2小时，最后用盐调味，食肉喝汤。

功效：健脾和胃、补气养血。

点评：此方适合于肝癌术后患者，可补益元气、利水退湿、健脾和胃。若腹胀明显，可加陈皮6克，紫苏9克，去大枣。

海带：软坚消瘤

海带有"海上蔬菜""含碘冠军"之称，也是一味药食两用的食材。海带味咸性寒，具有清热利水、软坚消瘿的作用。

海带含有大量的胶质，可帮助清除身体毒素，吸附放射性物质，使其随粪便排出体外，减少放射性物质对身体，尤其是对肝脏的损害，从而达到保护肝细胞，预防肝癌的目的。

海带中还含有一种硫酸多糖的成分，这种物质能够有效地清除附着在血管壁上的胆固醇，具有降低血液胆固醇的作用。

何裕民教授指出，海带虽有化痰软坚散结的作用，但现在沿海大城市地区，海鲜摄入较多，而且居民普遍食用加碘盐，由于碘摄入过量，导致甲状腺肿大、甲状腺结节发病较多。因此，对于目前东部沿海地区的肝癌患者，如伴有甲状腺肿大，建议不要多吃海带，包括紫菜、海蜇等海产品。

四

辨证施膳，方能显佳效

生了肝癌后，什么能吃，什么不能吃，这是患者饮食上最关心的问题。因此，每天该如何饮食，在疾病的不同时期，各种营养素需要摄入多少，关系到患者的营养状况和疾病预后。

不仅如此，不同体质的患者症状各不相同，饮食调理也要有针对性。对此，何裕民教授善于运用这一权变之法，强调辨证施膳，临床上常常根据患者的营养状况、体质差异等特点，采取针对性的饮食调理法，收效甚好。

饮食原则

肝癌患者在求医之旅中，常常会问医生："大夫，我什么能吃，什么不能吃？"这是肝癌患者问得最多的一个问题，医生经常建议患者要少吃某种食物。有些患者对医生的指示过度执行："少吃"说明对疾病不利，不如不吃。有些患者则怀有食物越清淡对身体越好的刻板印象，终日粗茶淡饭，白菜、稀粥，其他啥都不敢吃，不敢碰荤腥。有些患者总觉得"病从口入"，在患病后便严格控制饮食，生怕吃到一点不合适的食物就会引起肝癌复发、转移。

其实这几种饮食观都是错误的。整日粗茶淡饭只会让身体一天天瘦下去，最终癌细胞没饿死，自己先饿晕了。或许患者会认为身体消瘦是癌症侵蚀的结果，殊不知营养不良对癌症的治疗，有很大的不利影响。

因此，建议肝癌患者的饮食应在保证营养摄入的基础上，尽可能做到食物多样化，每天保证摄入一定的谷类、薯类、蔬果、蛋、虾、豆制品等。采用传统和过水少油的烹饪方法，如蒸、煮，减少煎、炒、炸等。

能量

肝癌患者的能量消耗较正常人群要高，长时间低能量、低蛋白的饮食会引起肌少症，严重者会出现腹水。因此，对于肝癌稳定期，即肝功能损害较轻，无腹水、消化道出血、肝性脑病等并发症的患者，需要补充充足的能量。

建议肝癌患者每天每千克体重摄入 30～35 千卡（125.6～146.5 千焦）能量为宜，随体重而波动［如 50 千克体重的患者每天需要热量 1500～1750 千卡（6280.2～7326.9 千焦）］，以满足疾病状态下的代谢需求。日常避免剧烈运动，以卧床休息或轻体力运动为主，如散步、简单的家务劳动等。避免长时间处于饥饿状态，宜少吃多餐（早中晚 3 餐＋3 次加餐，夜间可加餐）。这种方式既能保证消化负担不至于太重，还能尽量摄入充足的营养。

碳水化合物

肝癌患者肝糖原合成受损，肝糖原储备能力下降。碳水化合物摄入不足会进一步引起肝细胞损害。因此，每天要保证一定的碳水化合物（主要是糖类）的摄入。

建议每天摄入主食 350～500 克，稳定期患者碳水化合物供能占总能量的 50%～65%。进展期患者可提高碳水化合物摄入比例到总能量的 70%左右。

但因肝癌患者肝糖原的生成和储备异常，血糖代谢不佳，容易出现高血糖或低血糖反应。因此，需加强血糖监测，同时避免摄入血糖指数较高的食物，如精大米粥、糯米、精面馒头、油条、烙饼、土豆、年糕、南瓜、菠萝、龙眼、荔枝、西瓜、膨化食品、炼乳、蜂蜜等，避免饮用含糖饮料。不在咖啡中加糖，甜点只能偶尔吃两口。

蛋白质

蛋白质摄入不足是肝癌患者营养不良、腹水的重要因素。建议稳定期肝癌患者每天每千克体重摄入 1.2～1.5 克蛋白质，如 50 千克体重每天摄入蛋白质 60～75 克，其中优质蛋白（鱼肉、禽肉、精瘦肉、蛋、大豆等）占比 30%～50%或以上，以维持氮平衡、降低肌少症和低蛋白血症的发生率。

对于肝功能严重受损的患者，因肝脏不能及时清除体内蛋白质分解产生的氨，摄入蛋白质过多，易导致血氨升高，引发肝性脑病。因此，为减轻患者的中毒症状，应限制蛋白质的摄入，每天蛋白质总量控制在 50～55 克。建议把每天蛋白质摄入总量分散至 4～6 次进餐中，并通过摄入富含膳食纤维的食物，促进排便，以预防和减轻肝性脑病。

另外，肝癌患者应少吃或不吃富含芳香族氨基酸蛋白质的食物，如带皮的猪肉、牛肉、羊肉等，多吃富含支链氨基酸的食物，如瘦肉、鸡胸肉、鸡蛋、鱼肉、大豆等，避免食用加工肉类。

脂肪

肝脏是合成胆汁的重要场所，胆汁具有乳化脂肪，促进脂肪消化的作用。肝癌患者肝功能下降，胆汁合成受限，对脂肪的消化能力下降。因此，参考国内外对肝癌患者脂肪摄入量的研究资料，建议每天每千克体重摄入脂肪 0.7～0.8 克，总量 25～30 克为宜，且保证植物性脂肪（来源于坚果、谷类、大豆、植物油等）占总脂肪摄入量的 50% 以上。需避免食用肥肉、油炸食品、香肠等脂肪含量较多的食物。避免食用富含反式脂肪酸的食物，如人造奶油、咖啡伴侣、炸薯片、薯条、珍珠奶茶等。

维生素和矿物质

肝癌患者也常缺乏维生素和矿物质，因此，膳食中需适当补充各类维生素丰富的食物，如富含维生素 B_6 的酵母、糙米、胡萝卜、鱼类、全麦面包、牛奶、蛋、菠菜等；富含维生素 B_{12} 的牛肉、猪肉、鸡肉、鱼类、蛤类、蛋等；适当多吃 β-胡萝卜素含量丰富的食物，如胡萝卜、西蓝花、苋菜、菠菜、橘子、芒果、枇杷、杏等；新鲜蔬菜、水果含丰富的维生素 C，如菜花、柿子椒、深色叶菜、苦瓜、柑橘、柚子、葡萄、猕猴桃、鲜枣等。此外，肝癌患者放化疗期间易出现贫血，因此，可以多摄入富含叶酸和铁的食物，如菌菇类、莴苣、菠菜、油菜、番茄、胡萝卜、南瓜、扁豆、肉类等，对于改善贫血有益。

肝癌患者禁食霉变食物、蝎子、蜈蚣、生鱼等。并发食管或胃底静脉曲张的患者，食物忌粗糙、粗纤维、坚硬，不宜过烫；慎食芒刺较多的鱼类（如草鱼、鲤鱼、鲫鱼）和其他带刺食品，以及粗麦片、高粱等，以防止芒刺和粗糙部分划伤曲张的静脉，造成消化道出血；此时，少刺的鱼类，包括一些海鱼，仍可食用，也可以食用粗粮粉制成的较软烂的面食类主食。

辨体质、调饮食

体质决定了不同人患相同疾病时的不同表现，治疗倾向和饮食调理也大不相同。中医学通过特征性的表现区分体质，中华中医药学会有着较完善的一份体质辨识方法，以某个体质的特征为主要表现则为相应的某个体质。肝癌患者主要有痰湿、肝胆湿热、肝阳上亢、气血瘀滞、气虚、阴虚、阳虚等几种体质。

痰湿为主

痰湿体质患者胸闷或腹胀较为明显，平时身体沉重，既往腹部肥满，全身毛孔油脂分泌增多，多有眼睑水肿、口腻口黏、咽喉痰多、舌苔厚腻等症。

痰湿体质就好比沼泽湿地，潮湿黏腻。就像墙角长满青苔的潮湿角落，患者多自觉黏腻迟缓，肥胖重浊。我国古代著名医家李东垣的《脾胃论》中指出："饮食失节，过嗜膏粱酒醴，则影响脾胃的运化功能，致使痰湿内停。"说明痰湿体质与饮食过于甜腻，湿浊困脾阳，脾运化受阻而津液不化有关。痰湿体质受富贵病青睐，许多患者多患"三高"，心宽体胖是这类人最大的特点，以体型肥胖、腹部肥满、口黏苔腻等痰湿表现为主。肝癌痰湿质多为痰湿困脾，关键症状在于口黏口腻、恶心、腹胀、大便黏滞不爽、肥胖，平素倦怠懒言、四肢沉重、嗜睡、舌胖大苔白腻等。

痰湿体质的患者应当注重饮食的节律和食量，以饮食清淡为原则。大部分痰湿体质的人胃口并不好，因为此类人群基础代谢不均衡，身体中已经积累了许多脂肪和能量。因此，要控制食量，吃饭八分饱，不宜暴饮暴食，吃饭速度不要过快。注重早餐吃够，而晚餐吃少，避免吃夜宵。

可多食健脾利湿、化痰祛湿的食物，如冬瓜、荷叶、赤小豆、扁豆、绿豆、芹菜、黄瓜、海带、藕、白萝卜、薏苡仁等食物。水果可以多吃苹果、菠萝、猕猴桃、葡萄、草莓等。肉蛋类可以选择鸭肉、鸡肉、鲫鱼、带鱼等。

烹饪方法多用清炖、清蒸、水煮、凉拌等，避免煎、炸、烧烤等。

● 食疗推荐方

◆ 四仁豆粥

食材：薏苡仁、赤小豆各 20 克，冬瓜仁、白扁豆各 15

克，苦杏仁、白豆蔻各 5 克，粳米 100 克。

做法：将薏苡仁、赤小豆、白扁豆先用水浸泡约 1 小时；苦杏仁、白豆蔻、冬瓜仁分别打成药粉后拌匀；粳米淘洗干净，加入浸泡好的薏苡仁、赤小豆和白扁豆，加清水入锅烧开后改小火，熬至稠烂时加入药粉搅匀即可。

功效：薏苡仁健脾利湿；赤小豆、冬瓜仁利湿消肿；白扁豆、白豆蔻健脾化湿；苦杏仁行气通便。本方健脾渗湿、利水化痰，适用于肝癌痰湿体质患者。但过敏者慎用苦杏仁、白豆蔻，痛风患者慎用赤小豆。

◆ 山药薏仁粥

食材：山药、薏苡仁各 20 克，粳米 50 克，冰糖适量。

做法：山药、薏苡仁加 500 毫升水浸泡 1 小时，用火煮沸后，放入粳米，再用小火熬成粥，最后加冰糖调味即可。

功效：山药健补脾肾；薏苡仁健脾利湿。本方可健脾益气、补气利水，适用于肝癌有水肿的痰湿体质患者。

◆ 清痰茶

食材：陈皮 6 克，紫苏叶 12 克，佩兰 12 克。

做法：将上述药物浸泡 15 分钟，大火煮开后炖 10 分钟，放凉代茶饮。

功效：陈皮健脾行气；紫苏叶行气和胃；佩兰芳香化湿。本方理气宽中、燥湿化痰，适用于肝癌有胃胀、纳差症状的痰湿体质患者。

湿热为主（肝胆湿热）

肝脏或身体其他部位的炎症活动期，部分患者为中医辨证分型中的肝胆湿热型，主要表现为发热、黄疸、腹部胀闷、右上腹痛明显、口苦口臭、汗臭味大、汗液发黄、皮肤油腻容易感染化脓、舌苔黄腻、大便黏滞不爽、小便时尿道有发热感、尿色深、女性带下色黄、阴部潮湿等。相关临床研究还发现，多数肝胆湿热型的肝炎患者在血液检查中有 C 反应蛋白（CRP）升高的表现。

中医学认为，湿为阴邪，热为阳邪，二者交织缠绵在一起，如油和面，难解难分。湿热交加，一方面黏滞不爽，另一方面火热内盛，由于湿性缠绵，所以火热难除。湿热体质的患者平时多好烟酒，喜进食油腻食物，或者喜欢吃海鲜、河鲜，滋腻生痰。湿热体质的肝癌患者往往性格急躁易怒，关键症状在于胁痛重而拒按、口苦、阴部潮湿、白带增多，舌红、苔黄腻，脉滑数。

湿热体质需要注意清热利湿和保持气机的通畅。首先要做的不是清热利湿，而是不助热、不加湿，不食用热性的以及太过滋腻的食物。湿热体质肝癌患者多偏肝胆湿热，要特别注意清肝利胆，要想保证肝胆疏泄畅达，就要通畅排除湿热的通道。汗、大便、小便都是人体湿热和糟粕排出的通道，所以当着重保持这几个出口通畅。促进人体气机的运转，保持气机通畅。如果无汗、便秘、小便少则需要警惕。排泄通道通畅是湿热体质防止黏浊的必要措施，让内环境动起来才能更好地促进新陈代谢。

烟酒最易助湿生热，所以这类患者首要需戒烟酒。其次，避免高热量、高蛋白、高脂肪的食物，如烧鸡、炸鸡、奶油、蛋糕、肥肠等；忌辛辣燥烈、大热大补的食物以及各类甜食，如鹿肉、羊肉以及中药中的山参、鹿茸等。做饭少用烧烤、煎炸、火锅等方法。不买滋补类保健食品。避免过多食用热性水果，如榴莲、大枣、桂圆、荔枝等。不宜食用麦冬、熟地黄、燕窝、雪蛤、阿胶、蜂蜜、麦芽糖等滋补药食。

饮食以清淡为主，宜食用清热利湿的食品，如赤小豆、绿豆、小麦、荞麦、薏苡仁等。蔬菜富含膳食纤维，可以促使湿热之邪从大便排出，因此，平时可多食一些具有清热祛湿作用的蔬菜，如绿豆芽、四季豆、油菜、苦瓜、冬瓜、莴苣、葫芦、丝瓜、苋菜、芹菜、卷心菜、莲藕、空心菜等。可食用一些偏寒凉的水果，如柚子、荸荠、梨、橙子、柠檬、猕猴桃等。

• 食疗推荐方

◆ 扁鹊三豆饮

食材：黑豆、赤豆、绿豆各30克，甘草3克。

做法：将黑豆、赤豆、绿豆、甘草加水煎煮，煮至3种豆类烂熟，食豆饮汤，分2次服。

功效：黑豆补肾利湿；赤豆利湿消肿；绿豆清热利湿。本方清热利湿解毒的作用比较强，适合于肝癌湿热体质，表现为苔腻、口苦较重的患者。

◆ 清胆茶

食材：茵陈3克，金钱草6克，绿茶6克。

做法：将上述3种药材放入透水茶包中，开水冲泡，代茶饮用。

功效：茵陈、金钱草利胆退黄；绿茶清热解毒。本方清肝利胆，适合于肝癌湿热体质伴有胆结石、胆囊炎、胆汁排泄不畅的患者。

肝阳上亢

肝阳上亢的患者多出现神志改变、头昏胀痛（头两侧为重）、心烦易怒、夜寐不宁、口苦等。肝阳上亢患者多由肝胆湿热发展而来，此类患者易怒、好饮酒，体质特征与湿热体质患者较为相近，只是热象更突出，多自觉发热，怒时两胁胀痛明显，症状以头晕目眩、头痛头胀、夜寐不安为主。

肝阳上亢患者可分为阴虚和实火两种，阴虚患者有盗汗、手足心热、口干舌燥的症状；实火则多表现为贪凉恶热、声高气粗。肝阳上亢的患者宜多服用清热祛火的药食，如苦瓜、芹菜、萝卜、海蜇、紫菜、奇异果、荸荠等。少吃油腻、厚味辛辣和助风动火之品，如葱、蒜、辣椒等，忌烟酒。平常可多用清肝火的药物，如桑叶、菊花、钩藤、莲子心、金银花、蒲公英、野菊花、紫花地丁、金钱草等，可泡水代茶饮。

● **食疗推荐方**

◆ **苦荞茶**

食材：苦荞麦 10 克。

做法：苦荞麦代茶叶，热水频频冲饮。

功效：苦荞麦可以清降肝火，适用于肝癌肝阳上亢、急躁易怒的患者。

◆ **竹叶芦根枣仁茶**

食材：鲜芦根 5 克，淡竹叶 3 克，酸枣仁 5 克，决明子 5 克。

做法：酸枣仁、决明子压碎；四味中药加水泡 30 分钟，煎至 300 毫升，煎液代茶饮。

功效：芦根清热生津，淡竹叶清热利水，酸枣仁清心安神，决明子清肝降火。本方清热生津利水，适用于肝癌肝阳上亢、难入睡、口干口苦、胃胀而消化不良、小便色黄的患者。

◆ **天麻决明饮**

食材：天麻、菊花各 10 克，石决明、钩藤各 12 克，藕粉 20 克，白糖少许。

做法：将天麻、石决明、菊花、钩藤放入锅中，加适量水煎取汁 200 毫升，用热汁烫熟藕粉，加入白糖调味。

功效：天麻、钩藤平肝潜阳；石决明重镇安神；藕粉健脾行气。全方平肝潜阳、安神行气，适用于肝癌肝阳上亢证伴有眩晕的患者。

血瘀为主

血瘀体质，就是全身血液循环不流畅的状态。血行不畅，以肤色晦暗、舌质紫暗等血瘀表现为主要特征，患者皮肤多青紫瘀斑、两颧有细微血丝、面颈胸肩可见蜘蛛痣、腹痛固定、痛如针刺，容易有黑眼圈、健忘、口唇色暗。中医学认为，血瘀的形成与寒热痰湿之邪凝滞，气机不畅；或者久病入络，年老血运不畅，日久致瘀血内结有关。血瘀体质的肝癌患者多为肝血瘀，表现在胁肋疼痛固定、针刺样痛、面青唇紫、精力下降、睡眠欠安；女性既往多有月经后期、闭经等妇科病。

从饮食口味来说，咸味和辛辣与血瘀体质的形成关系紧密。《灵枢·五味论》云"血与咸相得则凝"，长期过量食用盐，血行不畅，则易形成血瘀体质。另外常食辛辣食物也会促进血瘀体质形成，因为这些食物属于辛热之品，经常食用容易助热化火生痰，煎灼津液，津血同源，久之形成血瘀体质。在生活作息方面，失眠与女性血瘀体质有密切的关系，心情抑郁日久气滞不畅也会引起血瘀。

血瘀体质患者的饮食应多食活血祛瘀之品，如黑豆、山楂、醋、玫瑰花、洋葱、桃仁、山核桃、金橘、橙、柚、柠檬等，醋有活血行瘀之功，可适当使用调味。居家做菜时，可以在菜肴中加入丹参、桃仁、川芎等具有活血化瘀的中药。少食肥肉、奶油、鳗鱼、蟹黄、蛋黄、鱼子、巧克力、油炸食品、甜食等，以免滋腻影响气血运行；不宜吃冷饮，以免寒凝血滞，加重病情。有研究指出，高盐饮食不仅能引起平均血压升高，而且能致全血黏滞、血浆黏滞，纤维蛋白原含量显著增高。因此，肝癌血瘀体质的患者应当少吃盐，可采用醋、植物调味品等弥补限盐后的口感需求。

● 食疗推荐方

◆ 延胡桃仁茶

食材：延胡索 5 克，桃仁 3 克。

做法：将延胡索洗净，桃仁敲碎，加入适量水浸泡 30 分钟，水煎代茶饮。

功效：延胡索疏肝止痛；桃仁行气活血。全方疏肝活血止痛，主要用于肝癌见胁痛固定、疼痛较重的患者。有上消化道出血等并发症的患者不宜食用。

◆ 当归炖鸡

食材：鸡肉 1000 克，当归 20 克，姜、葱、盐各适量。

做法：鸡肉、姜、葱洗净。砂锅加入清水置于旺火上，放入鸡肉，烧开后，撇去血沫，加入当归、姜、葱，改小火炖1小时至肉烂，最后加入少量盐调味即可。

功效：当归活血散瘀；鸡肉补血益气。本方适用于肝癌血瘀伴气血不足、虚弱乏力的患者。

◆ 洋葱木耳

食材：洋葱1个，木耳（干品）5克，醋、香油、味精、生抽、盐各适量。

做法：洋葱切片，木耳浸泡后撕成片。开水中放入洋葱和木耳，烫熟即捞出。洋葱和木耳放入盘中，加入醋、香油、味精、生抽、盐，拌匀即可食用。

功效：洋葱、木耳均有活血作用，本方可活血行气，肝癌血瘀体质患者宜常吃。

气虚为主

气虚患者常出现容易疲乏、呼吸短促、心慌、头晕、易患感冒、懒得说话、稍微活动就出虚汗等表现。气虚体质常出现在肝癌治疗后，化疗后的患者也多伴气虚。形成气虚的原因有很多，一是先天的禀赋不足，二是疾病的损害和各种治疗手段的消耗。临床多见肺气虚、心气虚、脾气虚、肾气虚。其中肺气虚以易感冒或感染、咳嗽隐隐、乏力为主；心气虚以心悸胸闷、自汗、失眠、乏力为主；脾气虚以食欲下降、胃胀、腹泻、无力排便、头晕、头空痛、乏力为主；肾气虚则以腰膝酸软、小便清长、听力下降、乏力为主。

脾胃是后天之本，所以补气以补脾气为先，宜少吃耗气的食物，如生萝卜、空心菜等，多食用具有益气健脾作用的食物，如黄豆、白扁豆、鸡肉、粳米、糯米、小米、山药、土豆、鹅肉、兔肉、鹌鹑、牛肉、青鱼、鲢鱼等。其中，土豆淀粉含量多，营养丰富；山药性味平和，脾肺肾同补，适合各类气虚证患者食用。

● 食疗推荐方

◆ 小米山药粥

食材：小米 100 克，山药 50 克。

做法：小米洗净，山药切片，两者放入锅中，加水 600 毫升，大火烧开后小火炖成稀粥，佐餐作为主食食用。

功效：山药具有健脾益肾的作用；小米养胃益气。本方有健脾益气之功效，尤其适合肝癌脾气虚，并且常有胃部不适、大便溏泄的患者。

◆ 香菇鸡肉粥

食材：鲜香菇 20 克，鸡肉 100 克，粳米 100 克，盐少许。

做法：香菇及鸡肉洗净切块，粳米洗净。鸡肉放入锅中，加入 600 毫升水，煮开后去血沫，加入粳米、香菇煮开，后小火炖煮至鸡肉及粳米烂熟后放入盐少许，即可食用。

功效：香菇具有增强免疫力的功能；鸡肉营养价值高，蛋白质丰富而热量低；粳米补中益气。全方健脾益气，尤其适合于肝癌肺气虚、抵抗力差、容易感冒的患者。

◆ 党参粥

食材：党参 10 克，茯苓 10 克，麦冬 6 克，粳米 50 克。

做法：党参、茯苓、麦冬洗净，加清水 1000 毫升浸泡半小时，后煎煮半小时。取汁去渣，再用药汁煮米成粥。

功效：党参、粳米健脾益气；茯苓健脾利湿；麦冬滋养胃阴。全方可补中益气、滋养胃阴，适用于肝癌患者脾胃气阴不足伴有饮食不下、呕恶或消化不良等症。

阴虚为主

阴虚的患者手脚心、脸部和身体容易发热，皮肤和口唇干燥、口唇及两颧潮红、眼睛干涩、夜间容易出汗、舌红少苔或无苔、脉细数等。多见于放化疗后的肝癌患者。临床常见肺阴虚、心阴虚、脾阴虚、肝阴虚、肾阴虚。清代医家薛生白指出："心阴虚则易汗，肺阴虚则多咳，肝阴虚则火升，肾阴虚则发热，脾阴虚则便秘。"肝癌患者多脾胃阴虚和肝肾阴虚。脾胃阴虚患者以饥不欲食、大便干燥难解、口唇干燥为主；肝肾阴虚则以头晕耳鸣、腰膝酸软、失眠多梦、两目干涩、潮热盗汗、震颤抽搐、五心烦热、咽干颧红、舌红少津、脉细数等其中一个或多个表现为主。肝肾阴虚可发展成肝阳上亢，但一定会带有肝肾阴虚的表现。

阴虚体质的患者应保阴潜阳，饮食宜清淡，远离肥腻厚味、燥烈之品，忌烟酒；可多吃些芝麻、蜂蜜、乳品、甘蔗、鱼类等清淡食物，少吃葱、姜、蒜、韭、薤、椒等辛味之品。宜选用甘凉滋润的食物，如鸭肉、猪瘦肉、葡萄、柿子、雪梨、苹果、西瓜、莲藕、百合、黑芝麻、荸荠、海蜇、海参、甘蔗、银耳等。忌吃羊肉、炒花生、炒黄豆、炒瓜子、爆米花、荔枝、龙眼肉、佛手柑、杨梅、芒果、大蒜、韭菜、芥菜、茴香等。另外，可用麦冬、玉竹、石斛煮水代茶饮，以平补津液。

- **食疗推荐方**

  ◆ **山药滋阴粥**

  食材：山药 30 克，枸杞子 30 克，粳米 100 克。

  做法：山药洗净切片，将山药、粳米加入 1000 毫升水中，大火烧开后小火炖煮，粥将成时，加入枸杞子，稍煮即可，少量频服。

  功效：山药性味甘平，能补脾胃、益肺肾；枸杞补益肝肾；粳米健脾益气。本方适用于肝癌阴虚伴有乏力的患者少量多次服用。

  ◆ **南瓜汁**

  食材：南瓜 500 克（老南瓜最好）。

  做法：南瓜去籽，切小块，放入食物粉碎机或榨汁机，加水，打半分钟，再入锅里煮开即可。或直接放入豆浆机一次性打碎煮熟。

  功效：南瓜粗纤维非常多，有滋阴通便的功效。少量频服者第二天大便就十分顺畅。这种做法不加任何调料，不加糖，自带甜味和淡淡的南瓜香气，口感极佳。适合肝癌大便不通的患者每天饮用。

  ◆ **补阴茶**

  食材：麦冬 10 克，玉竹 10 克，石斛 10 克（或鲜石斛 30 克），太子参 10 克。

  做法：上述诸药洗净，放入锅中，加入 500 毫升水浸泡 30 分钟，大火煮开，小火煮至 200 毫升，代茶饮用。可反复加水炖煮，直至石斛完全煮烂。

  功效：石斛、麦冬、玉竹均可益胃养阴生津；太子参养阴益气。本方益气养阴作用较强，适用于肝癌放化疗后胃阴亏虚、无苔、口干舌燥、不欲饮食的患者。日常饮此茶可以养胃阴、复胃气。何裕民教授临床常用于治疗肝癌放化疗后饮食不香者，收效颇佳。

阳虚为主

阳虚的患者往往手脚冰凉，腹部、背部、腰膝怕冷，衣服穿得比别人多，更容易感冒，稍微吃凉的食物后便会不舒服，甚至腹泻。阳气是人体生命活动的原动力，阳虚患者简单理解就是机器没有燃料了，难以开动，最典型的症状就是怕冷，感觉自身的火炉不旺，而且穿再多衣服，手足都不能温暖。肝癌患者多见脾肾阳虚，主要表现为畏寒喜暖、食欲差、胃胀、饮凉水后腹痛腹泻、四肢倦怠、腰部冷痛、夜尿增多、不动时也出汗等。

阳虚则需要补阳，但许多患者存在错误的补阳认识。如《黄帝内经》指出"壮火食气"，就是说过分补阳，阳气过亢，火热内生，这种亢盛的火，能使物质的消耗增加，以致伤阴耗气。临床上有些患者阳虚怕冷，吃一些鹿茸、鹿鞭、牛鞭酒、人参等保健品，大热的温阳药有时候反而会成为伤害身体的"毒药"。

饮食上，阳虚怕冷的患者，可多吃甘温益气的食物，如精牛肉、韭菜、葱、姜、鳝鱼、胡椒等，少食梨、黄瓜、藕、西瓜、荸荠等生冷寒凉的食物。烹饪时，可用少量八角、茴香、丁香、草果、肉豆蔻、草豆蔻、砂仁、香叶进行调味，有温阳的效果。

食疗推荐方

◆ 苁蓉炖牛肉

食材：肉苁蓉 30 克（便秘者用 60 克），山楂 60 克，牛腿肉（切丁）400 克，花椒、麻油、黄酒、酱油、盐各适量，大蒜、姜、葱少许。

做法：将肉苁蓉放入锅中，加入 300 毫升水，小火煮 30 分钟后将水倒出备用，再加 300 毫升水煎煮 15 分钟，将两次药汤混合。花生油入锅烧至八成热时，将牛肉丁倒入，炸至外表略脆时捞起。锅内留底油，再放入蒜片、姜片、花椒，加酱油、肉苁蓉煎液、盐、黄酒，再倒入牛肉丁、山楂，小火煨烂后开旺火收干汤汁，撒葱花，淋麻油装盘即可。

功效：肉苁蓉、牛肉均为补阳益气之品；山楂助消化；花椒可温中散寒。本方温阳益气而不碍胃，适用于肝癌阳气虚弱、畏寒肢冷症状的患者。

◆ 干姜红糖水

食材：干姜 10 克，红糖 15 克。

做法：干姜切片或剁碎，入水煮开，小火煮 10 分钟，放入红糖，再煮 10 分钟即可。

功效：干姜温中散寒，此方对肝癌患者中焦虚寒引起的脐周冷痛症状，改善作用非常明显；对于有呕吐症状的肝癌患者，还有止呕的功效。

◆ 板栗温养粥

食材：板栗 20 个，山药 100 克，粳米 100 克，糯米 100 克。

做法：粳米和糯米加入水中，煮开后转中小火，20 分钟后加入剥皮的栗子和去皮切断的山药，30 分钟后煮至黏稠即可。

功效：板栗、山药可温补脾肾阳气；粳米、糯米可以健脾补气。本方适用于肝癌阳虚有腹泻、纳差症状的患者。

五

三因制宜调饮食

中医学认为，疾病的发生、发展与转归受多方面因素的影响，如时令气候、地理环境、性别、年龄等。因而在药物治疗和饮食方法上须在总原则确定的前提下，因人、因地、因时而异，做到"三因制宜"，才能取得较好的疗效。这是中医学的整体观念和辨证论治在治疗上的体现。

因人调饮食

何裕民教授指出，肝癌患者的年龄、性别、体质、合并症、饮食习惯不同，饮食需求也有差异。如男性常因暴饮暴食、过量饮酒发展成肝癌，限制酒肉就成为该群体关注的重点；女性多见情志问题，患癌后，心理调整就显得尤为重要。老年人吃得少，营养问题就需多加考虑。

因此，肝癌患者的饮食，需根据不同人群的特点，因人而异，区别对待。

青中年女性饮食：舒畅心情

何裕民教授说，临床看诊时，常常见到这样的现象：很多青中年女性来看诊时，往往喜欢围着大夫，问东问西，特别仔细，很谨慎；这些患者也比较敏感，一旦指标稍有变化，就特别紧张，很焦虑。对饮食也是如此，很小心。当听说"某食物可能对疾病不利"的传言，就一点也不碰了；有的青中年女性患者每天吃药是严格按照医生的建议，如果是上午 9 点吃药，绝对不会超过 1 分钟。这样的女性神经长期紧绷着，在压力应激之下，内分泌不稳定，健康很容易出问题。

还有些青中年女性则特别好强、自我要求较高，事事都不满意。过度的焦虑、愤怒情绪对肝的疏泄功能会产生严重影响。中医学认为，怒伤肝，忧郁、焦虑导致的肝气郁结是肝癌产生、发展的重要因素之一。

● 饮食建议

因此，何教授常常建议青中年女性患者要放松心情、调节情志、平衡情绪、松弛神经。多吃粗粮杂粮，如糙米、玉米、荞麦、高粱等，此类食物可补充必需氨基酸和矿物质（钙、磷、铁等）及多种维生素等。还可多进食调节情绪的水果，如香蕉、甜瓜、菠萝、橙子、柑橘等。香蕉可增加大脑中愉悦的 5-羟色胺的含量，橙子、柑橘可以调节情绪，降低对疼痛的敏感性，松弛肌肉。另外，可适当进食干果，如杏仁、核桃、松子等，这些食物含有微量元素铜、锌等，又有较多的不饱和脂肪酸，可以补充大脑营养，缓解紧张。此外，维生素 B_1 能够改善精神状况，维持肌肉、神经的正常活动，平时可多吃糙米、豆类等。

除了情志、饮食调节以外，可以服用一些药食同源的药茶来调畅气机，如用玫瑰花 5 克、酸枣仁 10 克、陈皮 6 克、五味子 10 克等煎汤代茶，可有较好的疗效。

另外，有些青中年女性个性偏内向，往往负面情绪积压已久，得不到释放，久而久之，对人体影响极大。因此，建议患者在面对较大的负面情绪时，可利用诸如冥想、运动等方式，舒缓情绪，释放压力和焦虑。

● **食疗推荐方**

◆ **香附茯苓炖鸡**

食材：香附 10 克，茯苓 20 克，枳壳 10 克，鸡 1 只。

做法：鸡去内脏，把香附、茯苓、枳壳放入鸡腹内，隔水蒸鸡，去药渣，温服用。

功效：香附疏肝理气、调经止痛；茯苓健脾利湿、宁心安神；枳壳行气宽中；鸡肉健脾益气、补益气血。本方平素多食可以疏肝解郁、理气止痛，用于肝癌患者见胁肋部疼痛、脘腹胀满者。

◆ **理气茶**

食材：玫瑰花、陈皮、香橼、桃仁、酸枣仁各 5 克。

做法：以上药材加入纱布药包，加入 300 毫升水煎服，代茶饮。

功效：玫瑰花、香橼疏肝理气；酸枣仁宁心安神；陈皮健脾行气；桃仁活血化瘀。全方可以疏肝行气、活血安神，用于肝癌患者见情绪欠佳、气机不舒者。

◆ 马齿苋炖鸡蛋

食材：马齿苋 30 克，鲜鸡蛋 1 个。

做法：鸡蛋先用水煮熟敲破，再将马齿苋放入锅中加水 500 毫升左右，大火烧开，小火慢煮收汁成马齿苋卤，共煮取 300 毫升，再用卤汁煮鸡蛋，剥去蛋壳，饮汤食蛋，每天一次。

功效：马齿苋能够清热解毒、消肿去瘀止痛；鸡蛋可以滋阴益气。常吃本方可改善肝癌两胁胀痛、情志抑郁、口渴烦躁症状。

青中年男性饮食：远离烟酒大肉

前文已述，中国肝癌的高发与病毒性肝炎、酒精性肝病、生活方式等有密切的关系，而酒精性肝病、生活方式不合理引发的肝癌在男性患者中更多见。

中国《2021 膳食指南科学研究报告》高证据等级研究指出：酒精摄入过多可导致肝损伤风险增加。研究发现，男性每天酒精摄入 ＞69 克时，肝癌的发病风险是不饮酒者的 1.76 倍。女性每天酒精摄入 ≥23 克时，肝癌发病风险是不饮酒者的 3.6 倍。队列研究显示饮酒可增加肝硬化、肝癌患者腹水、静脉曲张出血风险和肝硬化死亡率。

中年男性气血较盛，来自工作和社会生活压力较大，工作忙碌，生活习惯往往有诸多问题，如很多男性因工作原因，经常应酬，平时饮食中酒肉太多，生活不规律，久而久之，对健康造成很大的影响。何裕民教授常常和笔者讲起下面这个案例，或许道出了很多男性患者的心声。

有一位东北的患者，体检怀疑是肝癌，癌肿大约有 6 厘米，因为症状不明显，所以患者并没有觉察，但肿瘤医院已经基本确诊了。患者女儿来咨询何教授关于她父亲饮食等方面的问题。她父亲 50 多岁，在企业是个领导，平时工作压力很大，饭局是家常便饭，应酬饮酒更是司空见惯，明知酒伤身，常常也不得不喝。用她父亲的话说：人在江湖，身不由己啊！

这句话或许也道出了当下很多在职场上打拼，饮酒过量而倒下的人的心声。当然这位父亲肝癌的发生，有很多因素的作用，但是我们不可否认：工作强度高、压力大，再加之过量饮酒造成的肝损伤，是促使其肝癌发生的重要原因。

有些中年男性由于体质较好，在肝癌手术或放化疗后还能保持较好的胃口，所以时常管不住嘴。或者在疾病有所好转后放松警惕，觉得稍微抽根烟，稍微喝点酒，稍微多吃点肉没有关系。结果有了第一次就有第二次，大鱼大肉、抽烟、喝酒等越发频繁，最终引发肝癌的复发和转移。而有些患者在确诊肝癌后，会产生震惊、烦恼、愤怒等情绪，甚至会破罐子破摔，放纵不管，饮酒吃肉，我行我素。此类行为无异于慢性自杀。

因此，中年男性在患肝癌后要改变观念，适应患者角色转换，树立治疗信心，积极控制饮食，配合治疗。

• 饮食建议

肝癌患者要禁烟，避免油炸、烧烤、腌制饮食，理论上绝对禁酒。当然对一些患病前常年喝酒的，如果患者康复较好，病情比较稳定，特别想喝酒，可以偶尔少量喝一点，如偶尔一次 30 度的酒 30 毫升以下，放松一下，使患者有一种满足感，从愉悦心情的角度讲，对疾病康复也是有利的。当然前提是复查肝功能无异常，并要把握好度，"偶尔"且"少量"饮用。

另外，平时的饮食可多食橘子、菠萝、苹果、大枣、花菜、大蒜、洋葱、黄瓜、菠菜、荠菜、西红柿、红薯、萝卜、豆浆、菌菇类、薏苡仁、陈皮、茯苓、绞股蓝等；有腹水的可多喝鱼汤、冬瓜汤等；有躁热的则可喝些绿豆汤、枸杞菊花茶等。

食疗推荐方

◆ 杂粮早餐

食材：桂圆 10 克，鸡蛋 1 个，杂粮馒头 1 个，精瘦肉 50 克，青菜 100 克，粳米 100 克，精盐适量。

做法：桂圆加适量水煮开，打入鸡蛋煮熟，吃蛋及桂圆，饮汤；精瘦肉及青菜切丝；粳米加水 300 毫升，煮开后小火炖熟，沸腾时加入精瘦肉和青菜煮熟，加入精盐调味即可。可配杂粮馒头食用。

功效：本膳食作为豆浆油条、汤面等高热量早餐向健康早餐转变的第一步，方便平时习惯大鱼大肉饮食的肝癌患者，有效减少糖类和脂肪的摄入。

◆ 山楂消食茶

食材：山楂、炒麦芽、五味子各 6 克。

做法：山楂洗净、切片晒干，五味子压碎，与麦芽和山楂同置于茶包中，置杯内，倒入开水加盖泡 30 分钟，代茶饮用。

功效：山楂健脾消食，可降血脂；炒麦芽健脾消食。本方有消食健胃的功效，适合于烟酒、大鱼大肉生活习惯的肝癌患者饮用，可改善纳差、右胁胀痛、食欲不振、腹胀等症状。

◆ **车前草土茯苓清鸡汤**

食材：鸡肉 300 克，鲜车前草 30 克，鲜土茯苓 50 克，生姜 3 片，盐适量。

做法：将鸡肉洗净、切块，土茯苓洗净、切块，车前草洗净，一同放入瓦锅内，清水适量，武火煮沸后，文火炖 1 小时，放盐调味即可，随意饮用。

功效：鸡肉可健脾益气，此方可清热利湿、退黄，适用于黄疸明显、大鱼大肉、嗜烟酒的患者。可改善腹胀、食欲欠佳、口苦等症状。

老年患者：畅心止怒，鼓励食补

● 老年男性饮食建议

老年患者以体弱为共性，有些老年男性因为平时脾气躁，倔犟，患癌后心情郁闷，容易出现脾气大、发怒的表现。中医学认为，"怒伤肝"。过度的焦虑、愤怒情绪对肝的疏泄功能会产生严重影响。因此家属应多安慰、陪伴老人。

当老年患者出现焦虑、紧张、易怒时，首先应戒除烟酒嗜好，防止借酒消愁的行为，以免加重肝癌病情。其次子女应鼓励老人积极参加力所能及的文体活动。在临床交流中发现，老年人跳广场舞其实是一项较好的社交活动，可以增强代谢，舒畅心情。饮食上可以通过嚼食坚果，如核桃、杏仁等缓解紧张情绪。但由于坚果含油脂成分过多，不建议过量食用，每天 10 克坚果为宜，如每日 2～3 个核桃。

膳食中缺乏 B 族维生素时，人体则易情绪不稳、烦躁易怒。因此，适当在膳食中补充一定量的 B 族维生素食物，可以多吃全麦面包、麦片粥、玉米饼等谷物制品和橙、苹果、草莓、菠菜、生菜、西蓝花、白菜及番茄等新鲜果蔬。另外，经常食用甜食会使得机体消耗大量维生素 B_1，一旦体内缺乏维生素 B_1，丙酮酸、乳酸等代谢产物就会在体内蓄积，从而刺激神经，加重情绪波动现象。因此老年人情绪不稳定时应少吃甜食。

● 老年男性食疗推荐方

◆ 决明子粥

食材：决明子 10～15 克，粳米 100 克，冰糖少许，或加白菊花 10 克。

做法：先把决明子放入砂锅内，炒至微有香气，取出待冷后煎汁或与白菊花同煎取汁，去渣，放入粳米煮粥，将熟时加入冰糖，再煮 1～2 分钟即可服用。

功效：决明子与白菊花均可清肝泻火；粳米健脾益气；本方常服可清肝泻火、疏肝明目，改善郁怒症状。同时可以缓解肝癌患者肝火上炎时的胁痛、纳呆等症。

◆ 栀子仁粥

食材：栀子仁 3～5 克，粳米 50～100 克，冰糖适量。

做法：将栀子仁碾成细末，先放入 300 毫升水加粳米煮为稀粥，待粥将成时，调入栀子末，煮 5 分钟，调入冰糖，稍煮即可。每天服用。

功效：栀子可清利肝胆湿热；本方以清利肝胆为主，可改善肝癌患者肝火上炎恼怒时的头痛、胁痛等症。

◆ 萝卜粥

食材：新鲜萝卜约 300 克，粳米约 100 克。

做法：粳米加 300 毫升水，煮为稀粥，将新鲜萝卜切碎，待稀粥沸腾时加入和粳米同煮，煮熟为粥。

功效：萝卜有顺气、补虚、消食、化痰等功效，本方可以消食化痰，频服可以舒畅心情、利食消膈。

老年女性饮食建议

老年女性一般都比较自律，很多人本身食量就不大，患癌后就吃得更少了，久而久之容易出现营养不良。有研究指出，在肝癌手术前后补充充足的氨基酸比补充不足的患者，并发症发生率减少了 26.9％。过度限制进食，如不吃肉类、蛋类和鱼类，优质蛋白质摄入不足，营养跟不上，容易造成身体免疫功能降低，最终可能会导致肝癌的进展转移。

曾有一位老太太患了肝癌，平时喜食甜食和红烧肉，在查出肝癌后得知应该控制蛋白质、脂肪和糖类，多吃菜，少吃肉。老人对治疗非常配合，回家后严格每天只吃一两瘦肉，煮菜用清水煮，几乎不放油盐。坚持 2 个月后，人瘦了一大圈，并且平时经常感冒，最严重时发热 39℃，被紧急送至医院住院，入院一查发现白蛋白偏低，还出现了贫血和白细胞水平下降。

诸如此类由于进食过少，营养不良而出问题的，不在少数！要是身体都垮了，再好的治疗药物，又怎么会有用呢？对于老年癌症患者，我们的主张是"提高生活质量，带瘤生存"，如果患者胃口尚可的，就不能过度控制饮食，充足的营养补充，是患者耐受治疗，提高生活质量，抑制癌瘤的保证。

因此，老年女性患者要平衡膳食、荤素搭配。如每天 250 克主食、50 克瘦肉、1 个鸡蛋、50 克鱼、300～500 克蔬菜、200～350 克新鲜水果、半小碗豆干或 2 杯豆浆（共约 500 毫升）。肉类以白肉（如鸡肉、鸭肉）为主，以煮、炒、炖的形式烹饪。

老年女性食疗推荐方

◆ 茯苓清蒸鳜鱼

食材：茯苓 30 克，鳜鱼一条（约 500 克），葱、姜、食盐各适量。

做法：茯苓、鳜鱼加水及葱、姜、食盐，同蒸至熟烂即成。

功效：茯苓健脾利湿；鳜鱼益气补血。本方常服可以健脾补血，鱼肉属于优质蛋白，可以提供足够的营养，适用于肝癌见乏力、水肿的患者。

◆ 芡实党参炖肉

食材：芡实 50 克，党参 30 克，猪瘦肉 50 克，葱、姜、食盐各适量。

做法：党参、芡实切碎装入透水药包，猪瘦肉切碎，三者同时放入砂锅或炖盅，加水、葱姜适量炖熟后，加入食盐，去药渣，吃肉喝汤。

功效：芡实健脾利湿；党参健脾补气；猪瘦肉益气养阴。经常食用此膳，可以清补脾胃之气、提升抵抗力，适用于肝癌伴乏力症状患者。

◆ 参乌鸡汤

食材：乌鸡1只，太子参30克，葱、姜、食盐各适量。

做法：乌鸡洗净，太子参洗净切段。将太子参、葱、姜放入乌鸡腹中，乌鸡放置于砂锅内，加水没过乌鸡，旺火烧开后，转小火炖至肉烂汤成，加入适量食盐调味，去除汤表面较多油花后饮汤吃肉。

功效：乌鸡是补虚劳之佳品；太子参健脾滋阴益气、养心安神。本方可补气健脾、养心安神、强身健体，适用于肝癌伴虚劳羸弱、气血不足者。

合并肝功能异常者：减少肝脏代谢负担

因肝癌患者常存在肝功能异常，许多药物可能引起肝功能损伤，因此，服药需谨慎。服用多种药物的患者，需在医生指导下，合理使用。另外，对于晚期肝癌患者，建议化疗药需慎重，以免加重肝损害。

临床中，对于肝功能异常者，常配合用一些保肝护肝、促进肝功能恢复的食物或者中草药，往往收效甚好。如可多食用具有保肝作用的食物，如香菇、金针菜、刀豆、海带、山楂、菊花、橘皮等。

何裕民教授指出，有些中药也有很好的保肝作用。如垂盆草，具有清热解毒利尿的作用，研究发现，垂盆草苷具有明显降低谷丙转氨酶（ALT）的作用，降酶作用快、幅度大，但临床发现，它也存在肝酶反跳现象，因此，需由专业医生指导使用。黄芪是一味临床常用的中药，现代研究认为，黄芪有抗氧化及稳定肝细胞膜的作用，能促进胆红素代谢，减少肝细胞坏死，促进肝细胞再生。据报道，五味子可降低谷丙转氨酶，减轻中毒性肝损伤的物质代谢障碍、肝细胞变性、中毒致病因子对肝细胞线粒体和溶酶体的破坏，促进肝细胞内蛋白质合成。甘草可减轻肝细胞变性和坏死，降低血清转氨酶活力，提高肝细胞内的糖原和脱氧核糖核酸（DNA）的含量，促进肝细胞再生，对肝炎病毒有抑制作用。

何裕民教授在临床应用中发现，灵芝可以抑制肝癌病灶发展，对化疗具有增效作用，并可减轻化疗副作用。体外实验表明，灵芝乙醇提取物对肝癌 HepG2 细胞具有抑制增殖的作用。灵芝中的有效成分灵芝多糖是良好的生物反应调节剂，可提高机体自身防御能力。研究证明，灵芝多糖可参与抗肿瘤的免疫应答，促进 T 淋巴细胞的增殖分化，增强巨噬细胞的活力，提高免疫活性细胞的杀伤力；还能促进蛋白合成，抑制病灶发展、恶化，提高患者生活质量，延长生存时间，是一种有效的化疗增效减毒剂。

因此，对于合并肝功能异常者，可以充分利用中医药在保肝、改善肝功能方面的优势，配合中药进行调理，在抑癌的同时，促进肝功能恢复。

合并脂肪肝的患者：降脂保肝

合并脂肪肝的患者应注意监测血脂，如有轻度的血脂升高，应避免使用动物油作为日常调味品，但可服用深海鱼油等辅助降血脂。血脂升高严重的需用药物辅助降血脂。

脂肪肝患者平素饮食应低脂、易消化、富含营养、水分充足、无刺激，可常食白木耳、香菇、菠菜、胡萝卜、卷心菜、冬瓜、西瓜、绿豆、薏苡仁等。硒元素可减缓脂肪肝引起的脂肪性肝硬化的发展，因此可多吃富含硒的食物，如蘑菇、大蒜、洋葱、土豆、芋头、银杏等。此外，合并肝硬化者一日三餐中可经常食用三笋，如莴笋、竹笋、芦笋，因为这些食物有显著的降脂保肝作用，具有消痰、利尿解毒等功效。

合并胆结石、胆囊炎者：低脂、促胆汁排泄

由于胆结石容易堵塞胆管，造成胆汁排泄不畅，影响肝功能。因此，肝癌合并胆结石、胆囊炎的患者，应评估结石大小和炎症轻重，结石较大或急性炎症期的患者应以无脂、易消化饮食为主，结石和炎症较轻者以调节饮食为主。

胆结石和胆囊炎患者应限制脂肪。若在肝癌伴胆囊炎急性发作期，应吃完全不含脂肪的纯碳水化合物的饮食，如藕粉、果汁等，病情缓解后，应遵循上文的肝癌患者脂肪摄入建议，将每天脂肪摄入量控制在 40 克左右。

胆结石、慢性胆囊炎患者需每天吃早餐，宜少吃多餐，刺激胆汁分泌，促进胆汁排泄，多饮水以稀释胆汁。饮食中蛋白质、碳水化合物应充足，以碳水化合物为热量的主要来源。

这类患者平时应限制富含胆固醇的食物，如动物脑、肥肉、蛋黄、动物内脏、咸鸭蛋等，每天胆固醇的摄入量应少于300 毫克。少食易产气的食物，如牛奶、萝卜、洋葱等，忌食气味强烈的调味品，如干辣椒、芥末、咖喱等。

胆结石患者在低脂饮食时，应注意脂溶性维生素会因低脂饮食而吸收不良，因此应注意补充富含维生素 A、维生素 D、维生素 E、维生素 K 等的食物，如胡萝卜、番茄、南瓜、菠

菜、鸡蛋、海鱼等。

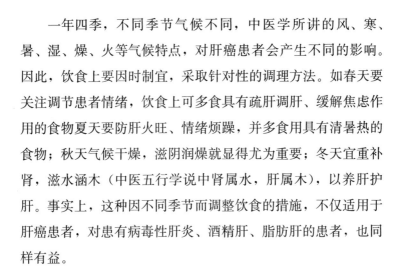

因时调饮食

一年四季，不同季节气候不同，中医学所讲的风、寒、暑、湿、燥、火等气候特点，对肝癌患者会产生不同的影响。因此，饮食上要因时制宜，采取针对性的调理方法。如春天要关注调节患者情绪，饮食上可多食具有疏肝调肝、缓解焦虑作用的食物夏天要防肝火旺、情绪烦躁，并多食用具有清暑热的食物；秋天气候干燥，滋阴润燥就显得尤为重要；冬天宜重补肾，滋水涵木（中医五行学说中肾属水，肝属木），以养肝护肝。事实上，这种因不同季节而调整饮食的措施，不仅适用于肝癌患者，对患有病毒性肝炎、酒精肝、脂肪肝的患者，也同样有益。

春季发陈：肝条达，脾胃健

《黄帝内经》云："春三月，此谓发陈，天地俱生，万物以荣。"春天是阳气生发的季节。自然界生机勃勃、欣欣向荣。中医学认为，春天要顺应肝木调达的特性，辅助脾胃之气生发，多吃辛甘发散的食物，如葱、大麦、菠菜、豆芽等。早春春寒仍未散去，避免吃过于寒凉的瓜果蔬菜，如猕猴桃、冬瓜、绿豆等，可多吃姜、蒜等温性食品。肉蛋如鱼肉、鸡肉、鸡蛋、瘦肉等都适合多吃。

中医学认为，木克土，肝木过旺则克伐脾土，导致脾胃虚弱。因此，春天可适当进食山药、茯苓、陈皮、芡实、莲子等健脾胃的食物。少吃油腻、辛辣刺激的食物，如羊肉、狗肉、辣椒、花椒、胡椒等。

春天各种野菜生长繁荣，味道鲜美，如荠菜、香椿、竹笋等，富含丰富的维生素和矿物质，具有清热解毒的作用，凉拌、做汤、做饺子馅等，都是家常做法，易操作，也很受大众欢迎。

夏季蕃秀：清肝火，祛湿热

夏日是万物繁茂的时节，但是雨热同期的气候，让夏天各地不是处于酷暑就是处于湿热状态。夏天的湿热使得患者胃口不佳，湿气进入人体，易引起脾胃功能失常，不利于患者补充营养。因此，要适当补充清热祛火的新鲜蔬果，如番茄、甜瓜、水蜜桃、李子、杨梅、西瓜、芹菜、黄瓜、丝瓜等；还可以多吃些具有利水渗湿作用的食品，如茯苓、薏苡仁、赤小豆等。

对于体温偏高的患者，可以采用"以热抗热"的方法，比如喝热茶刺激毛细血管扩张，反而可以降低体温。

药膳方面，夏季容易肝火上炎，如果没有明显的胃寒表现，可多饮用菊花、决明子、金银花、白花蛇舌草等药茶，以改善夏季肝火上炎、肝胆湿热的表现，如胁肋胀痛、腹胀厌食、口苦、小便短赤或黄、舌红苔黄厚而腻等。

秋季荣平：疏肝气，润秋燥

秋季是万物成熟的季节，此时阳气收敛、阴气渐升。秋季人们往往情绪低落，肝癌患者更易在秋季出现情绪忧伤、抑郁的表现。因此，平时要注意保持精神愉悦，避免情志不畅，肝失条达，造成抑郁、焦虑。建议肝癌患者秋季可以适量参加户外活动，与朋友多交流，通过与大自然的互动，调畅情志，愉悦身心。

秋季的气候特点是燥，许多肿瘤患者会出现"津干液燥"的表现，如口鼻干燥、皮肤干裂、大便秘结等。因此，要多食用滋阴润燥、润肠通便作用的食物，如芝麻、核桃、香蕉、橄榄、乌鸡、豆浆等。另外可多吃带有酸味的食物，如葡萄、石榴、苹果、芒果等。如有肺燥咳嗽、干咳少痰的患者，可多食百合、银耳、梨等。银耳具有滋阴、养胃、生津的作用，银耳炖红枣、梨等，对缓解秋燥症状，效果较好。另外可适量补充富含维生素 B_2 的鸡蛋、粗粮、绿叶蔬菜以及富含维生素 C 的新鲜蔬菜和水果。

晚秋气温逐渐下降，药食兼优的菱角、板栗是调理脾胃的佳品，它们均含有碳水化合物、蛋白质及多种维生素，具有补中益气、固肾益精等功效。对于有冬季进补打算的患者来说，此时是打"底补"的最佳时期。"底补"可用芡实、红枣、花生仁、猪肉共同炖汤食用。

冬季闭藏：滋肾水，涵肝木

《黄帝内经》指出，冬季阴寒较盛，阳气闭藏于内，需要敛阳护阴，以养藏为本。中医学上有"滋水涵木"之说，即养肾阴以养肝阴的方法。因此，肝癌患者冬季要多食一些具有补肾作用的食物，以滋养肾水、涵养肝木，助来年肝木生发条达，可多食如核桃、芝麻、桑葚、黑豆等。将上述食材磨成粉，每天冲泡入豆浆或粥中食用。

冬季天气寒冷，要多摄入一些能量高的食物，如鸡肉、菇类、主食类等；人怕冷与体内缺乏矿物质有关，要保证豆、肉、蛋、乳的基本摄入量，以满足人体对钾、钠、铁等元素的需求。对于特别怕冷的人，可以多补充些块茎和根茎类蔬菜，如胡萝卜、藕、薯类等。

何裕民教授指出，许多肝癌患者在冬天喜欢追随"冬令进补"的风潮，吃膏方进补。但是，对于肝癌患者，不建议冬季过于滋补；对于肝功能异常、腹水的患者来说，膏方的药物剂量大，且较为滋腻，服食可能会出现腹胀、不消化、便秘等问题。因此，冬季肝癌患者可根据自身病情、胃口、消化吸收力等，在医生的指导下，采用适宜的补益方式。

因地调饮食

所谓因地制宜，就是根据不同地理环境的特点调整饮食。我国幅员辽阔，不同地区的肝癌患者由于生活的地理位置不同，气候的寒热温凉和生活习性有差异，所患疾病也有所不同。正如《黄帝内经·素问》所云："东方之域，天地之所始生也。鱼盐之地，海滨傍水，其民食鱼而嗜咸……其病皆为痈疡；西方者，其民陵居而多风，其民华食而脂肥，故邪不能伤其形体，其病生于内；北方者……其民乐野处而乳食，藏寒生满病；南方者……其民食酸而食胕，故其民皆致理而赤色，其病挛痹；中央者，其民食杂而不劳，故其病多痿厥寒热。"这是古人关于环境对身体健康影响的认识，是符合当今相关科学研究结论的。近年来，美国的功能医学强调进食时令的新鲜蔬菜、水果及当地本土出产的畜牧业和渔业产物，不主张食用反季节食物及非本地食物，并有相关的研究发表。这与中医学的道地药材、食物理论和因时、因地制宜的理论不谋而合。

因此，不同地区肝癌患者的饮食，也要顺应地方的特点，因地制宜，方能疗效更佳。

南方：避免霉变食物，不迷信生食

前文已述，黄曲霉毒素污染食物是引起肝癌的原因之一。世界上肝癌高发地区主要分布在东南亚、西太平洋以及非洲东南部，而我国就属于肝癌高发国，有多个肝癌高发区，如广东顺德、江苏启东市及广西扶绥县等，其中江苏启东市、广西扶绥县两地发病率高，除感染肝炎病毒外，与食用黄曲霉毒素污染的霉变食物密切相关。

黄曲霉毒素有个特点，喜欢在湿度高的地方滋生。我国南方沿海地区大多气候比较温暖、潮湿、多雨，霉菌容易滋生，一些粮油及其制品，尤其是花生和玉米容易受到黄曲霉毒素的污染，这是导致我国南部地区肝癌高发的原因之一。有研究发现，花生和玉米在收获前就可能被黄曲霉污染；玉米果穗成熟时，不仅能从果穗上分离出黄曲霉，并能够检出黄曲霉毒素。

但花生和玉米营养丰富，也是我国很多地区的主要粮油作物，是人们饮食的一部分，不可能完全不食用。那可以采取哪些措施，减少黄曲霉毒素的摄入，减少它对人体的危害呢？

首先，在购买时，要多留点心。如在挑选坚果时，可手工一个个挑选，去除霉变果仁；购买坚果、粮食等尽量选择小包装的，而且不要储存太久。

其次，要注意储存方法。黄曲霉毒素容易在潮湿环境下大量繁殖。因此，花生和玉米等食物需在阴凉干燥处存放，并注意通风。

很多人喜欢食用坚果，但坚果有时吃不完，存放过久，会发现不仅味道不如刚买的时候可口，甚至有霉味。建议食用前可先闻一下，一旦有变味，应立刻丢弃。建议坚果类食物储存不要超过 3 个月。

另外，南方有些地区有生食的习惯，如吃生鱼片，或吃醉蟹等。此类食物可能含有许多寄生虫，如部分村镇还存在血吸虫肝病的流行，血吸虫引起的肝硬化也可能导致肝癌的发生。因此，加工烹饪食物一定要严格消毒煮熟，避免不洁食物传播疾病。而且我国居民更容易接受烹煮熟后的食物，而西方许多国家只做简单的加热，推崇"生食"。虽然生食可以较好地保存食物的营养素，但是不适用于我国人民消化系统的消化方式。因此，不能过度迷信生食理论。

北方：控酒，不宜过食牛羊肉

北方气候寒冷，气候干燥，人们多好饮酒、牛羊肉食用较多。临床中，何裕民教授发现，许多来自东北的肝癌患者中，男性患者几乎无一例外都是好酒的，且往往是烈性白酒。前文所述的黄曲霉毒素往往是南方地区肝癌发生的原因之一，而北方地区肝癌的发生往往不同于南方，北方地区酒精性肝损伤是肝癌高发的最主要原因之一。酒精性肝癌患者一般都有乙肝基础，乙肝基础加上酒精伤肝，则加重了肝癌的发生发展。

临床中因长期过量饮酒出问题的例子，数不胜数！

　　笔者在东北曾遇到一位肝癌男性患者，年纪很轻，35岁，检查报告提示左肝癌，有长期乙肝、肝硬化病史。他告诉笔者，过几天就准备手术了，他父亲60岁查出左肝癌，后来被切除，现又在右肝发现了病灶阴影。他忧心忡忡地对笔者说："我这个病肯定是遗传我父亲的，我担心自己将来也会出现父亲这种情况，您看会这样吗？"患者一副恐惧，甚至绝望的表情！对此，笔者完全可以理解。当时，笔者问他："你平时经常饮酒吗？"他回答说："我是跑业务的，应酬多，平时喝得挺厉害的，不喝不行啊……"

　　其实从这位患者的情况来看，虽不排除有一定的遗传可能，但关键还是后天生活方式的问题。如果他不是平时一直大量喝酒，就不一定会生肝癌，即使可能生癌，或许也不是35岁，而是65岁或70岁才生癌。35岁与70岁生癌，哪个对人生的危害更大？答案一目了然！

　　因此，人们要充分认识到酒对健康的危害，北方人尤其要注意摆脱酒场情谊由酒量取胜的错误观念，尽量别喝酒。碍于情面过量饮酒，于健康百害而无一利；而对于肝癌患者来说，如果固执地认为喝酒无碍，放纵饮酒，更是对生命和家人的不负责任。因此，我们临床和科普讲座的过程中，力劝肝癌和其他消化道肿瘤患者，珍惜生命，务必戒酒。

　　另外，不宜过食牛羊肉，以免引起蛋白质摄入过量，引发积食，对肝脏代谢造成负担。相关内容其他章节已有详述，在此不再展开。

六
肝癌患者的饮食误区

　　肝脏既是人体的消化器官又是解毒器官，如果发生癌瘤，与其他器官组织的癌症相比，有其特殊性——肝是治疗的目标，同时又在承受治疗的"代价"。所有的饮食、药物都需要经过肝脏的代谢，我们以"补"的目的，或者"治疗"的目的，吃进去的"好东西"和用于治疗的药物，可能都会给本来就遍体鳞伤的肝脏增加更多负担。其中如何平衡，会产生诸多难题，需要对许多原则性问题展开讨论。为了避免随波逐流，泛泛而谈，我们查阅了大量文献，尝试着对临床上碰到的营养饮食和治疗上的难题和误区作出分析和澄清，给出比较明确的答案。

易消化食物，不只是粥

　　在中国，患者出院时往往会询问医生饮食的宜忌及注意事项。医生往往会告诉患者，最近先吃些好消化的软食。于是患者和家属便奉为圭臬。殊不知许多患者和家属的心中，"好消化"的食物基本也就等同于粥。于是不少患者便接连好几个月吃粥，直到营养不良才反思。

其实，"好消化"的食物可以是流食、半流食和软食，并不是只有稀粥。

流质的食物，如面汤、稠米汤、麦片汤、杏仁茶、肉汤、清鸡汤、鱼汤、番茄汁、蔬菜汁、鸡蛋羹、红豆汤等，食材可以多种多样，关键在于将食物做成流动状，肉、蔬菜等可以搅拌成汁后食用。出现肝性脑病、意识不清的患者，不能口服进食，应鼻饲饮食。

半流质饮食，也就是比较软烂、易消化、易咀嚼、含粗纤维少，无强烈刺激的食物，如豆沙、枣泥，各种软面食（如面包、面条、馄饨、发糕等），含有少量肉丝的鸡汤、肉汤，豆腐等。

常见软食，即将正常的食物煮至软烂，菜、肉炖煮的时间要稍长一些，米饭多放水，也就是吃点"软饭"。同时避免不可溶性纤维较多的食物如荞麦、黑米等。

所以，吃易消化食物，不只是进食米粥，蔬菜、水果、肉类也是可以吃的。患者要正确理解易消化的含义，不能因为理解偏差而造成饮食单一，出现营养不良问题。

你所谓的补，只是"强肝所难"

肝癌患者在确诊之初，会陷入慌乱。慌乱之下，除了病急乱投医，导致过度治疗之外，在饮食方面，则往往表现出不理性的"恶补"，笔者临床曾碰到很多比较偏激的案例！

有位淋巴癌患者，应用美罗华方案后效果很好，其丈夫觉得患者喜欢吃虾，而且听说多吃虾有利于"提高免疫力""升高白细胞"等，在一日三餐之外，每天为患者烹制半斤河虾。如此持续半个月，复诊时提及此事，笔者赶紧叫停，并再次重申饮食注意事项。

该患者是六十岁上下女性，体型微胖，血糖稍偏高，身体状态良好，不适合进补。正常饮食之外，过食高蛋白食物和补品，会导致体重上升，除了增加身体负担，基础疾病加重外，可能还会引发其他问题，甚至促进肿瘤复发。增加患其他妇科相关肿瘤的风险。

另外更加常见的是化疗或者放疗后，食欲低下的患者，家属担心患者体重下降，鸽子汤、牛羊肉、黄鳝、炖鸡、海参，或轮番上阵，或组合出击，猛补一通。其实，这是患者恢复期的大忌，患者经过特殊的针对性治疗，脾胃功能创伤较大时，需要缓缓调理，逐步恢复。这个阶段一定要有耐心和定力，患者的体重可能会有下降，但不是一般意义上所讲的"癌症引起的消瘦"，而是患者脾胃功能受损所致的食欲下降，进而体重下降。如果能够平心静气地想想，就不难发现，这个阶段首先要做的就是给脾胃减压，悉心调理，等待脾胃功能和身体状态逐步恢复，切不可操之过急！

肝脏是人体重要的消化器官，对脂类代谢发挥着重要作用。过多的油脂或蛋白质的摄入，会大大增加肝脏负担。负担加重，肝脏虚弱，或许体内的肿瘤就有了可乘之机……换一个角度思考，经过前文对发病原因的分析，我们知道，肝癌绝不是营养缺乏导致的，补充营养来"抑制"肝癌的说法和做法，是完全站不住脚的。补得过度，有时甚至适得其反！

营养过剩是诱发因素

其实，饮食过于肥甘、吃得太好也是肝癌的促进因素。有研究者测定了 74 例肝癌患者和 27 例健康对照者的血清维生素C、维生素 E、甘油三酯、胆固醇、高密度脂蛋白、低密度脂蛋白、丙二醛的浓度。发现肝癌患者血清甘油三酯、胆固醇、低密度脂蛋白和丙二醛浓度较高；维生素 C、维生素 E 和高密度脂蛋白水平则较低。这也说明高蛋白、脂肪类食物摄入增加而含维生素 C 较多的蔬菜和水果摄入不足，与肝癌的发生或发展相关。

《中国健康调查报告》的作者坎贝尔教授在中国进行了长期的疾病与膳食关系的调查。由于受到成长环境的影响，坎贝尔教授曾是个肉食主义者，年轻的时候非常喜欢吃肉。在坎贝尔教授从事研究的过程中，无意中接触到一些研究课题后，他慢慢开始改变了他的饮食习惯。其中，还发生了一些发人深省的故事。

1960 年时，菲律宾儿童的营养比较缺乏，作为学者，坎贝尔教授参与了菲律宾儿童营养救助计划。结果意外地注意到几个不寻常的现象：他发现当地花生被黄曲霉毒素污染非常严重。黄曲霉毒素是导致肝癌的强致癌物，所以，菲律宾儿童死于肝癌的比例非常高。当时，在西方国家中，一般肝癌的患者大多都是在 40 岁以后才发病。可他们见到的菲律宾最小的肝癌手术案例，还不到 4 岁，这非常令人震惊！但比这个更震惊的是当坎贝尔教授深入探究到底是哪些儿童最容易患肝癌时，他发现了一个更惊人的结果：来自富裕家庭，动物性蛋白质吃得比较多的儿童，罹患肝癌的比例比较高。

这个观察与当时人们普遍的想法是完全矛盾的。当时很多人认为，肝癌是因为蛋白质摄取不足，加之营养不良；然后又吃了这么多的致癌物，比如黄曲霉毒素，才会得病。营养很好，怎么会得肝癌呢？坎贝尔教授发现菲律宾临床观察的结果却正好相反。同时，他正好看到一篇印度研究团队的研究报告，试验结果与他自己在菲律宾所见现象（富裕的儿童罹患肝癌的结果）不谋而合！此后，坎贝尔教授进行了深入研究，最后发现：富营养化、动物性蛋白摄入过多，是诱发肝癌的因素之一。对于动物性食物摄入过多致肝癌的结论也得到了更多其他证据的支持。

因此，患肝癌后，需管住嘴。并在专业人员的指导下，适度补充营养，对促进机体康复有利。

应该补蛋白质还是控蛋白质

肝癌患者应该补蛋白质还是控蛋白质，对此，何裕民教授指出，不应一概而论。

除了上一标题所说的，经过创伤性治疗之后，脾胃功能低下，这时不能过补，包括过补蛋白质。其他几种情况能不能补充蛋白质，还需要另外讨论和分析，如肝癌合并肝炎、肝癌合并肝硬化、肝癌并发水肿或腹水。

一般来说，普通的肝炎患者，特别是活动期的肝炎患者，何裕民教授建议适量补充蛋白质。其实是基于两点考虑，一是肝炎造成肝损伤，适当补充蛋白质能够减轻这种损伤，一定程度上促进损伤修复；二是补充蛋白质是对摄入脂类的替代，因为脂肪摄入比蛋白质摄入更能增加肝脏负担，为了增加营养摄入，可以蛋白质代替脂肪。而肝癌合并肝炎的患者，与普通肝炎患者不同，其蛋白质的摄入需要考量的除基础病肝炎外，同时还要考虑肝癌的治疗和恢复，更需要保护肝功能，因此，蛋白质的摄入应酌情减少。

而肝硬化期的患者，则不宜补充蛋白质，在肝硬化肝功能受损，特别是"失代偿期"的患者，蛋白质摄入过多会导致代谢产物聚集，发生肝性脑病，甚至会有生命危险。结合以上分析，肝癌合并肝硬化的患者应严格控制蛋白质摄入。

肝癌合并水肿、腹水的情况又需进一步分析，临床常见到肝癌腹水患者静脉输入白蛋白和吃蛋白粉的现象，目的是提高血液中白蛋白浓度、增加渗透压、减轻水肿和腹水。虽然有些临床医生也会给予这样的建议或治疗，但其中有较大误区，必须引起我们重视，在此我们尝试分析澄清。

导致肝癌患者水肿和/或腹水主要有三方面因素：①肝癌合并慢性乙型肝炎、肝硬化或肿瘤侵犯肝脏引起肝功能严重损伤，肝脏合成功能受损，导致白蛋白的合成不足；加上肝癌腹水患者蛋白质摄入严重不足，血浆白蛋白下降，血浆渗透压降低，血浆渗透进入腹腔形成腹水。②癌瘤、癌栓压迫或阻塞门静脉，门静脉高压，腹腔内静脉的静水压升高导致血浆漏出；或者癌瘤压迫、阻塞主要淋巴管，导致淋巴液回流不畅而使淋巴液漏出，引起腹水形成。③癌瘤向腹腔内转移并侵犯腹膜引起腹膜炎症，从而形成渗出性腹水。三种成因完全不同，因此也应分别处理。

很明显，补充白蛋白只适合第一种情况，即肝损伤造成的白蛋白合成不足，渗透压下降所致的水肿和/或腹水；而后两种情况，补充蛋白是起不到治疗作用的。而且通过分析，我们还可以明确，第一种情况下补充白蛋白最有效的方式是静脉输入人血白蛋白。吃蛋白粉补充蛋白的方式也不可取，因为第一种情况的腹水根本原因是肝功能受损严重，吃蛋白粉会增加代谢负担，稍有不慎，甚至会有"蛋白质中毒"导致肝性脑病的风险！因此，肝癌合并水肿和/或腹水的患者，需要在相应检查结果证明属于血浆蛋白低的情况下，应用静脉输入人血白蛋白治疗。如果有效，可以继续适量定期补充，直至病情得到控制。

你还在吃蛋白粉吗

以上我们分析了什么情况下肝癌患者适合静脉输入人血白蛋白，相信大家已经清楚了。

那身体虚弱，确实需要补充营养的患者应该怎么办？让人"魂牵梦绕"的蛋白，到底应该怎么补？我们要补充蛋白时，是多吃肉类、鱼虾等高蛋白食物？吃豆制品补充植物蛋白？吃鸡蛋蛋白？还是干脆直接吃蛋白粉？

近几年，肝癌患者食用蛋白粉，似乎成了风尚，其实，这是一大误区！高蛋白质食物对肝癌具有诱发性。类似案例很多。

> 2009 年笔者在沈阳与肿瘤患者进行交流，一位大伯对在座的患者说："孙老师让大家不要乱补白蛋白，我非常赞同。"老先生讲了他一位朋友的案例，他的朋友是肝癌晚期，医院也没有很好的办法了，就静脉点滴白蛋白，吃蛋白粉，这是很多医院对于晚期癌症患者常用的方法。谁知过了没多久，朋友告诉这位大伯，身体其他的一些部位也发现了小癌肿。

诸如此类的由于乱补出问题，甚至危及生命的临床案例很多。可以说乱补只会适得其反，值得患者及家属深思。

其实，滥补有害的道理很容易理解，今天城市里多见的恶性肿瘤，大多属"富贵病"，即营养过剩所致。而白蛋白、蛋白粉之类，虽是机体代谢所必需的，但如果摄入过多，在增强代谢、改善营养的同时，也为癌细胞的快速繁殖，源源不断地输送了营养。两者相比较，孰轻孰重，自是一目了然。

如果确实体质比较虚弱，在脾胃功能允许的情况下，逐步加量，吃点鱼、瘦肉、豆类等天然的食物，便宜又美味，何乐而不为呢？

肝癌患者能喝牛奶吗

其实，是否饮用牛奶是个有争议的话题。相较于西方国家而言，我们对牛奶及其奶制品的摄入总量还是比较少的。

日本曾提出过一句口号："一袋牛奶振兴一个民族。"二战后，日本政府每天给冲绳的小学生免费供应一袋牛奶，就这么一袋牛奶，冲绳儿童的身高普遍增长。据此，人们曾经迷信牛奶。认为牛奶营养价值高，多喝牛奶可增强体力与抵抗力。但当时是营养摄入绝对不足的年代，现在随着人们生活水平的提高，喝牛奶已经是很普通的事了。而且，饮食中的动物蛋白质摄入已经今非昔比，大大增多了，故这句口号引起了争议。

目前关于牛奶、奶制品与癌症的关系，证据不一，也有很多争议。但确实有不少资料提示：对于城市中某些癌症患者，牛奶可能是危险因素。美国国家癌症研究所的研究发现，过量饮用牛奶会增加血液中胰岛素样生长因子（IGF‑1）和多种雌性激素的含量，而它们是女性乳腺癌、卵巢癌和男性前列腺癌发病的相关因素。

研究结果显示，有一半人属于对牛奶不耐受的体质，即喝牛奶后出现腹痛、腹胀、腹泻的现象，称为乳糖不耐受症，因此至少有一半人是天生不适于喝牛奶的。而且在中国，对于如今的城市人群来说，动物类食品已经不再缺乏，大多数城市里的成年人已不需要太多牛奶了！真正需要牛奶的，是那些老少边穷地区的人，是那些山区或偏远农村的孩子们，但他们没有消费能力。因此，建议多向老少边穷地区公益性地赠送牛奶！

鉴于目前对牛奶褒贬不一，为慎重起见，对于肝癌患者，不要把牛奶作为每天的必需品，可以一周喝 2～3 次，一次200 毫升左右。

甲鱼变不了白细胞

现在不管是无病人群还是肝癌患者，很多人都时髦地吃甲鱼补身体。也因为其稀有、价高，出于猎奇心理或者虚荣心，在某些地方甚至成为宴席标配。

虽然肝癌患者需要营养，但由于癌症在侵蚀人体的过程中，严重破坏了人体各个器官的功能，使患者的味觉减退，食欲下降，消化功能很差。这时候如勉强患者多食甲鱼、海参等不易消化的大补食物，不但不能消化吸收，还会加重胃肠消化吸收的负担，进一步加重厌食，造成"雪上加霜"，实是欲速则不达，反受其害。

有人认为，甲鱼可以补白细胞，但是临床上化疗后很多患者因消化功能差，硬着头皮吃甲鱼，却引发了严重的消化功能障碍。再说，即使甲鱼吃进去，也不会变成一个个活泼的白细胞。而康复期营养过剩，机体代谢旺盛，不仅可能缩短寿命，而且因代谢旺盛，反而有利于蛰伏的残存癌细胞死灰复燃，诱导癌症复发。特别是当今发达地区患的大多是"富癌"，富营养化是其蠢蠢欲复萌之沃土。

因此，无论从临床角度还是研究角度，都表明癌症患者不能乱补甲鱼。对于消化道肿瘤、妇科肿瘤，甲鱼属于绝对禁忌，前者易引起胃肠负担加重，甚或诱发消化道损伤和梗阻；后者则有可能因刺激雌激素水平升高而不利于康复。

总之，盲目听信民间传言多食甲鱼，常有害无益。临床上因乱补出乱子，甚至丧命的不在少数，需要多加小心。

前文已述，黄曲霉毒素及其转化物是对人和动物非常有害的食源致癌物，对人及动物肝脏组织有破坏作用，严重时可导致肝癌，是肝癌和其他消化道肿瘤的诱发因素之一，分布非常广泛，是目前世界上最令人担忧的食品污染物。

黄曲霉菌是广泛分布于自然界的腐生真菌，可以寄生于粮食、食品及饲料中进行生长繁殖，并在此过程中产生黄曲霉毒素。已知的容易被黄曲霉毒素污染的食品包括：坚果、大米、玉米、谷物、植物油、牛奶、部分调味品，覆盖了我们饮食链条的诸多方面，给我们的感觉是稍有不慎，就会"踩雷"。那是不是我们应该建议患者在诊断肝癌等消化道肿瘤后，避开这些食品和饮料呢？

其实不然，因为我们在考虑一种有害物质的毒性时，还有一个重要的维度，就是含量！干净、干燥、新鲜的坚果、粮食几乎不会被黄曲霉毒素污染，即使有些因为储存不慎等各种原因造成污染，黄曲霉毒素会在这些食物中存在，但也可能完全达不到有害剂量。

国内有大量食品安全相关研究对黄曲霉毒素导致食品污染的意见，给我们大概指明了方向。2015 年有学者曾对我国的食品中黄曲霉毒素污染情况进行了综述报道，大致反映了我国在该领域的食品安全状况。根据国内系列研究报道，我国的食品以花生和玉米黄曲霉毒素污染最严重，需要保持高度关注；而蔬菜水果、饮料酒类等其他食品少见相关报道。由此可以发现，黄曲霉毒素污染高发的食品，大都富含油脂。产生这样的分布规律，可能是由于黄曲霉生长需要以油脂作为营养成分，或者油脂能促进黄曲霉产生黄曲霉毒素。即使如此，也没有发生大面积的污染超标情况。就品类而言，超标的报道也只是集中于个别品牌的批次产品，比如，2011年国家质检总局公布国内乳品抽查结果，某牛乳业生成的一批次产品黄曲霉毒素超标140%；2013年，国家质检总局检查公布杭州某副食品公司的炒货花生黄曲霉毒素 B_1 含量超标 2.8 倍。这些应该引起监管部门和所有食品企业的足够重视，黄曲霉毒素超标对人民群众的健康影响巨大，作为企业应该负起保障食品安全的责任。

同时我们也要认识到，生活中虽然一次性大剂量摄入黄曲霉毒素的情况很少，但由于长期摄入一些含有少量黄曲霉毒素的食物引起蓄积性危害（如癌症）的事例很多，这也是前文所述的我国南方一些地区肝癌发生的主要促发因素，须加以重视。

当然，作为消费者，不必为此恐慌。从基本面上看，我国的食品黄曲霉毒素污染情况总体乐观，绝大多数食物都是安全的。

吃那么多药，怎么护肝

门诊上经常会碰到很多肝癌患者，拿来一堆的药盒，问笔者该吃哪些，哪些可以不吃。其中很可能中药西药的保肝药就有三四种，再加上其他高血压、糖尿病等基础疾病的用药，有些患者每天要吃的药多达十余种，几十粒。有患者诉苦，"光吃药片和胶囊就饱了"。

肝脏是人体药物聚集、转化、代谢的重要器官，大多数药物在肝内的代谢过程包括转化与结合两个过程：转化是指氧化、还原和水解反应，使药物水溶性增大，易于排出体外；结合是指在肝内药物与肝脏消化食物产生的代谢物结合，形成更易（极性更强）进入胆汁或尿液的物质。有些药物只需要转化就能排出，有些药物需要两个过程全部走完才能排出。而不同个体对药物的耐受性及敏感性有很大差异。对于有些个体，有些药物在此代谢过程中会产生有毒或致癌的物质，进一步造成肝损伤，或原本不具抗原性的药物，在肝内转化后形成具有抗原性的代谢产物，引起免疫性肝损伤。而且，过多的药物叠加，超过了代谢、转化、结合能力，则会大大加重药物毒性累积，损伤肝脏、伤害身体！

　　作为临床医生，我们当然不否定控制基础疾病的重要性，也不否认药物保肝的效果。但是，凡事须有度。患者用这么多药，有多方面责任。归根结底，需要有了解患者整体病情、治疗过程和身体状态的医生，能够帮患者厘清所有药物的相互作用，搞清楚到底药物造成的肝脏负担对疾病的影响大，还是药物的效果带来的益处大。毕竟药物还是需要经过消化吸收，需要肝脏的解毒或者灭活，这都会给肝脏带来负担。在癌症本身对患者肝脏造成损伤的情况下，尽量减少药物代谢负担所造成的损伤，就更加重要。

"以毒攻毒"不可取

　　现在临床中医运用"以毒攻毒"治疗肝癌的不在少数。现代中医的"以毒攻毒"观念一方面受传统观念的影响，另一方面受现代西方医学影响。比如肿瘤治疗常用的手术、放疗、化疗三种常规手段，体现了一种"征服"的策略。看到西医学在这一领域取得的进步，受此"启发"，加之中医传统素有"以毒攻毒"一说，人的思维往往易受自然联想的影响，想当然地做出一些判断，以致进入误区。许多中医也投身到"以毒攻毒"的研究中来，甚至乱用"以毒攻毒"治疗癌症。有些患者本身也深受"以毒攻毒"的影响，在缺乏医生的指导之下，乱食蝎子、蜈蚣之类的有毒中药。

2009年7月，笔者在广州和佛山地区举办讲座，就有不少患者前来咨询此问题。佛山有一乳腺癌患者，60多岁，经过治疗，现在已康复3年有余。后听信别人传言，认为蝎子之类的虫类中药可治疗癌症，就找民间郎中，药方中用了大量的蝎子和蜈蚣，甚至自己用蝎子煲汤食用，而且是长期服用。后来出现明显的肝损害，病情严重恶化。如此因无知造成病情加重，甚至危及生命的病例不在少数。

其实"以毒攻毒"并非中医药治疗癌症的优势，甚至无优势可言。

何裕民教授在其主编的国家级大学教材《现代中医肿瘤学》中，就已经明确地阐述了这一原则。多项研究表明，"以毒攻毒"治疗肿瘤的生存期和生存质量并不优于西医，更是逊色于益气养阴之类的调整补益之法。另一方面，中药有很多药物的毒性是明确的，但是否有抗癌作用，常常需要打问号。而且毒性较大的中药对消化系统的伤害可以说是致命的。同时患者自己在没有医学指导的情况下服用有毒中药，更是不可取！不可不谨慎！总的说来，"以毒攻毒"的中医方法应该接受更严格的检验才能进入临床，而不能依赖某一位医生的经验。

与之相对应的，回归到中医的辨证论治根本思想，何裕民教授在临床上主张"调整为先、零毒为佳、护胃为要"的治癌方针，即以零毒抑瘤制剂加上中医辨证论治内服外用方剂，取得了非常好的效果。

活血化瘀需谨慎

活血化瘀是中医学治则治法之一，是中医临床治疗内科疾病，尤其是心血管疾病常用的方法。活血化瘀法在肝癌中的应用，一直存在争议。一派认为肝癌病灶，本身是气滞血瘀为本的，需要活血化瘀；另一派则认为活血化瘀应该慎重，因为可能会促发肿瘤转移，可谓是"中西结合"的一种说法。我们曾梳理过两种说法的现代研究证据，主要有以下观点，是被广泛认可的：

一方面，活血化瘀药物有直接抗肿瘤的作用。中药药理研究及动物实验均证实，有许多理气活血化瘀药，如三棱、莪术、当归、赤芍、丹参、玄胡、蒲黄、三七等，对肿瘤细胞具有直接杀伤作用；部分中药还具有抑制癌基因突变、放化疗增敏等作用。另外，肿瘤患者体内所存在的高黏、高凝等血液流变学改变，是促进肿瘤转移的关键环节之一。中药的现代药理学研究显示，有活血化瘀作用的中药能降低血液黏滞度。同时，活血化瘀药具有降低血液的高凝状态和肿瘤细胞的表面活性等作用，使其不易在血液中滞留、聚集、种植，还可以使转移灶内新生的毛细血管退化及纠正血液循环中的免疫识别。还有研究表明，活血化瘀药对人体免疫功能具有双向调节作用，以活血化瘀为主的方剂能显著增加动物体内的巨噬细胞百分比。

但从另一方面来看，由于目前对中药活性成分及其作用机制的研究还很不充分、透彻，故肿瘤患者应在医嘱下谨慎使用活血化瘀药，尤其要重视不同肿瘤的病因病机，不能一概而论。如术后和化疗后的患者应以补气养血、扶正祛邪为主，慎用或禁用活血化瘀药；应用活血药，还要注意观察血液流变学指标变化，注意剂量适中，加大剂量可能不但不能控制肿瘤，而且会增加出血或转移等的概率。具有出血倾向的肿瘤，比如肝癌、胰腺癌和白血病等，应慎重使用活血化瘀药。这些研究提示我们，肝癌患者在应用活血药时需要格外小心。

既然肿瘤患者应用活血化瘀药有争议，就应该强调要个体化分析，作为患者不要乱用活血化瘀的药物或者药食两用之品进行食补。依我们的经验，临床原发性肝癌，如果是有肝硬化病史的，我们会在病情稳定阶段，酌情应用部分活血化瘀药物；而其他情况的肝癌患者，特别是同时携带肝炎而没有肝硬化的患者，禁用活血药；肝癌伴发有癌栓的，使用活血化瘀药物时有癌栓入血引起转移或梗阻的风险，也应该严格禁用。

以上的分析是我们针对特定情况的分别讨论，有些只是分析了一般情况，想要进一步作出更合理细致的饮食建议，还应该考虑患者是肥胖还是消瘦，体力状态如何，是否喜欢运动，是否患有高血压、糖尿病、高脂血症、高胆固醇血症等基础疾病。临床我们会碰到各种不同情况，只有通过综合分析判断，才能制订出个性化的、最适合的饮食方案。

肝癌不同时期的精准饮食

对肝癌患者来说，考虑到个体差异，根据患者的实际情况，采取"精准营养"方案，而不只是一些千篇一律的、泛泛而谈的营养建议，这样将更有利于患者的康复。

何裕民教授多年来一直提倡给予患者精准营养，笔者根据何裕民教授 40 余年的临床治疗、饮食调理的理论和实践经验，向患者推荐手术期、化疗期、放疗期、免疫治疗期、靶向治疗期、康复期等的权威、实用、有效的精准饮食方案，供大家参考。

精准营养的重要性

其实，不同的患者对食物的消化、吸收存在差异，对食物的反应也有所不同，如有的人对牛奶过敏，有的人对海鲜过敏，肝癌并发糖尿病的患者不能吃糖分过高的食物等；摄入肉、豆、奶等蛋白质含量高的食物，需要考虑患者的血氨水平、肠道吸收状态、年龄等；有时候还需要考虑到患者是否处于手术期、靶向治疗期、康复期；是否有种族、文化或特定饮食的宗教背景等。

但目前对患者的营养指导，往往还停留在对人群的整体饮食建议上，缺乏对患者个体营养需求的指导，使得营养教育不能更好地实施和运用。

因此，随着营养学学科的不断发展，如今学术界提出了"精准营养"的概念。所谓"精准营养"，就是指针对患者具体疾病、个人身体情况和口味喜爱等，搭配出针对性的膳食方案。精准营养是肝癌饮食营养治疗的未来趋势，也是本书一直提倡的营养理念。

营养风险筛查

癌症患者的营养不良问题比我们想象的严重！中国抗癌协会肿瘤营养与支持治疗专业委员会的一项3万多人参与的调查显示，在不同癌种之间，我国有40％～80％的患者存在营养不良。据研究报道，5％～25％的癌症患者死于营养不良和耗竭，而不是肿瘤本身。

肝脏是人体最大的消化腺体，对于肝癌患者来说，身体对能量的消耗非常大，但因疾病的原因，患者往往无法获得足够的能量，所以肝癌患者营养不良的风险非常高。有研究表明，肝癌患者营养不良的发生率高达74.36％。

因此，通过营养风险筛查，了解肝癌患者的营养状况，综合性地评估患者是否存在营养风险，从而制定个性化的营养支持方案，纠治患者的营养不良，对提高患者对手术的耐受力，减少住院时间，提高放化疗效果，有非常重要的作用。

在进行营养风险筛查操作时，医生或护士常会询问患者一些问题，如："最近体重怎么样，有减少吗？""身高多少？""有没有高血压、高血脂、糖尿病？""有没有肝炎或者胃口不好？"，等等。此时，请患者尽量配合，回答医护人员的提问。如果是年纪较大的患者，可以由家属代为说明。

以下是营养风险筛查 2002（NRS—2002），可供患者参考，也可用在术后及康复期的肝癌患者（表 1）。

表 1　营养风险筛查 2002（NRS—2002）

A. 营养状态受损评分（取最高分）	
1 分（任一项）	近 3 个月体重下降＞5% 近 1 周内进食量减少＞25%
2 分（任一项）	近 2 个月体重下降＞5% 近 1 周内进食量减少＞25%
3 分（任一项）	近 1 个月体重下降＞5% 或近 3 个月下降＞15% 近 1 周内进食量减少＞75% 体重指数（BMI）＜18.5 及一般情况差
B. 疾病严重程度评分（取最高分）	
1 分（任一项）	一般恶性肿瘤、髋部骨折、长期血液透析、糖尿病、慢性疾病（肝硬化、慢性阻塞性肺病）。
2 分（任一项）	血液恶性肿瘤、重症肺炎、腹部大型手术、脑卒中。
3 分（任一项）	颅脑损伤、骨髓移植、重症监护。
C. 年龄评分	
1 分	年龄≥70 岁

注：NRS—2002 评分 = A + B + C。如患者总评分≥3 分，则提示存在营养不良风险，应进行营养评定并制订实施营养支持计划。

引自：杨月欣，葛可佑. 中国营养科学全书：下册［M］. 2 版. 北京：人民卫生出版社，2019.

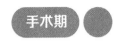

手术期

手术前

• 存在营养风险或判定为营养不良的患者

肝癌术前存在营养风险的部分患者，有可能还会伴随肝硬化或消化道症状，此时往往人体分解代谢大于合成代谢，常会出现营养不良的问题；但又因病情的原因，如一次进食较多，食物又不易消化吸收，出现脂肪泻、腹胀、食欲不振、恶心等表现。

如果患者出现营养不良或低体重情况，但胃口尚可，可增加能量的摄入，每天每千克体重可给予能量 35～40 千卡（146.5～167.5 千焦）；建议少量多餐，在消化功能可接受的范围内，实行"3＋2"的进餐方式，即一日三餐外，上午、下午分别加一餐，这样既可以保证摄入充足的能量和营养素，又可以在尽量不增加脾胃负担的情况下，使食物得到充分的吸收利用。推荐食谱如表 2（具体食物份量可参照家用电子手提秤称量、带刻度的杯子或容器等）。

表 2　存在营养风险或判定为营养不良者的一天食谱推荐

餐次	食　谱
早餐	水煮蛋 1 个、米粥（粳米 50 克）、白萝卜丝牛肉煎饼（小麦粉 30 克，牛里脊 15 克，白萝卜 50 克，豆油 10 克）。
早点	杏仁（烤干、不加盐）10 克、酸奶（低脂）250 毫升。
中餐	米饭（粳米 50 克）、炒三丁（胡萝卜 50 克，黄瓜 50 克，鸡胸肉 60 克，豆油 10 克，盐适量）、菌菇汤（草菇 25 克，平菇 25 克，金针菇 25 克，豆油 5 克，盐适量）。

餐次	食　谱
午点	香蕉1根、全麦面包2片。
晚餐	荠菜猪肉馄饨（小麦粉40克，瘦猪肉25克，荠菜70克，盐适量）、丝瓜豆腐汤（丝瓜100克，豆腐150克）。

如果患者通过常规饮食进食受限，可以配合肠内或肠外营养的方式，以纠正营养不良。肠内营养首选口服营养补充剂（ONS），如瑞能、全安素等，常作为每天加餐的形式给予补充，每次200～300毫升或一次一袋，每天至少2次。如果患者食用后出现腹泻、腹胀等肠道不适，可以小口多次服用，循序渐进，待胃肠道适应后，再增加食用量。

如果患者出现肝功能异常，还需结合自身情况，遵循医嘱，考虑是否适当选择含有支链氨基酸（BCAA）或中链甘油三酯（MCT）的营养补充剂，以促进肝功能的恢复。

需注意的是，液体营养液打开后，需要在24小时内食用完，尽量不要隔夜，尤其在夏季。

如患者在接受肠内营养时，仍然无法满足营养需求，或因病情无法正常经口进食时，可考虑进行肠外营养，具体执行由医生或专业营养师完成。

● 无营养风险且能够经口进食的患者

肝癌属于消耗性疾病，患者每天所需要的能量和营养素比普通人群要多。但受病情影响，并不是所有患者都能理想化地补充营养。所以，术前需综合考虑患者自身的情况，具体分析对待，为患者量身定制一份合格、营养充分的食谱。

术前肝癌患者一天的能量需求，可视患者身体活动情况而不同。如患者能够正常活动，可给予能量25～30千卡/（千克·天）［104.7～125.6千焦/（千克·天）］。如果是卧床的患者，可以给予能量20～25千卡/（千克·天）［83.7～104.7千焦/（千克·天）］。

假设一位正常活动的肝癌患者，体重65千克，那他一天所需能量为65×（25～30）千卡＝1625～1950千卡［65×（104.7～125.6）千焦＝6803.6～8164.3千焦］。推荐食谱如表3、表4。

表3　无营养风险且能够经口进食者一天食谱推荐（1）

餐次	食　谱
早餐	花卷（50克）、小米粥（小米50克）、鸡蛋1个、酸奶（250毫升）、香蕉1根。
中餐	软米饭（粳米75克）、花菜炒肉片（花椰菜150克，瘦猪肉50克，豆油10毫升、盐适量）、青菜炒香菇（小青菜100克，香菇5克，豆油5毫升、盐适量）、番茄紫菜汤（番茄100克，干紫菜10克，盐适量）。
晚餐	豆干菠菜面（菠菜50克，豆干25克，面条100克，豆油5毫升，盐适量）、红烧鳊鱼（鳊鱼50克，盐适量，酱油适量）、苹果1个（约150克）。

表4　无营养风险且能够经口进食者一天食谱推荐（2）

餐次	食　谱
早餐	豆沙米糕（粳米20克，红豆沙10克，豆油5克）、水煮蛋1个、酸奶（250毫升）、猕猴桃1个。
中餐	荠菜馄饨（小麦粉120克，香菇20克，荠菜50克，瘦猪肉30克，豆油5克、盐适量）、肉泥粉条（瘦猪肉20克，粉条50克，豆油5克、盐适量）、醋溜西葫芦（西葫芦120克，醋、盐适量）、冬瓜虾米汤（冬瓜100克，虾米5克）。
晚餐	软米饭（粳米70克）、炒鱼片（鲤鱼片50克，豆油5克，盐适量）、白菜蘑菇豆腐（小白菜150克，新鲜蘑菇30克，豆腐100克，豆油5克、盐适量）。

主食是碳水化合物的主要食物来源，肝癌患者可选择以全谷物食物相互搭配的方式，如小米、粳米、玉米、荞麦、燕麦

等，采取多种烹饪形式，做成粥、馒头、花卷、玉米糊、荞麦面、全麦面包等，都是不错的补充营养的方法。

因为肝癌是消耗性疾病，又是代谢蛋白质的主要器官，因此，术前适当补充蛋白质对肝癌患者非常重要，可以改善患者免疫状况，降低术后感染风险，提高术后恢复力。

对于术前无营养风险，或肝功能损害较轻的患者来说，建议给予蛋白质 1.0～1.2 克/（千克·天），且以"优质""易消化"蛋白质为主，采用鱼、肉、蛋、奶及大豆、豆制品等动植物蛋白混合搭配进食的方式，不仅能够获得充足的蛋白质，而且通过蛋白质互补作用，可以提高蛋白质中氨基酸的利用率（表5）。

表5 常见富含优质蛋白的食物

类 别	名 称
鱼	多宝鱼、鳜鱼、黑鱼、罗非鱼、泥鳅、鲈鱼、鲫鱼、胖头鱼等。
肉	乌骨鸡、鸡胸肉、鸡肝、瘦牛肉、牛里脊、瘦羊肉、瘦猪肉、乳鸽、鹅等。
蛋	土鸡蛋、鸭蛋、鹌鹑蛋、鹅蛋等。
奶	全脂酸奶、低脂酸奶等。
大豆及其制品	黑豆、黄豆、腐竹、百叶、素鸡、内酯豆腐、豆浆等。

因脂肪摄入过多会增加肝癌的发生风险，也能进一步促进疾病发展，对患者康复不利。因此，建议肝癌患者术前控制脂肪摄入量。对于肝癌伴有肝硬化的患者，肝功能减退，胆汁合成减少，对脂肪的消化吸收能力减弱，若过多摄入油脂，超过肝脏的代谢能力，则会沉积在肝内，使肝功能进一步下降。因此，脂肪摄入不宜过多，以 0.7～0.8 克/（千克·天）为宜。

每天摄入食用油 25～30 毫升为宜，建议首选不饱和脂肪酸含量高的植物油，如橄榄油、葵花籽油，其次可选择大豆油、花生油等；尽量减少或不选动物油脂，如黄油、猪油、牛油等。

术后饮食三步走

肝癌患者一般术后 24 小时内的营养支持，是由专业的医生与营养师根据患者术后身体情况，给予相关的肠内或肠外营养制剂，患者及家属只需遵从即可。

待患者出现肛门排气（一般在术后的 2 天内，具体情况具体对待）后，才是真正需要家属关心的时候。为了能让患者术后的胃肠有个适应食物的过程，此时一般建议从少量饮水开始，每次 10～30 毫升，2～6 次矿泉水瓶盖的量。

术后的 3～4 天，由饮水过渡到流质食物，有些老年患者可能会延长进食时间，视情况而定。由于手术的应激创伤以及对能量消耗大，因此，如无特殊情况，临床上常鼓励患者尽早进食，以防止出现术后长期禁食造成的营养不良。

● 第一步： 流食

清流质：属流质食物的一种，采用过箩去渣、无油、无盐等方法，使食物更清淡。

一般以高能量、优质蛋白质且不容易在肠道中产气或停留时间过长的食物为首要选择，如过箩米汤、稀藕粉、稀面汤、过箩去油瘦肉汤、过箩鸡汤、过箩鱼汤、过滤蔬菜汤、过箩果汁、蛋白清水等。每天 3～4 餐，每餐 20～30 毫升。具体食用量以自身肠道的耐受度为准。如果出现腹胀、腹泻、恶心、呕吐等胃肠不适，则需停止进食；反之，则可以将进餐次数增加至每天6～7餐（表6）。

表6　清流质一天食谱推荐

餐　次	食　谱
第一次	过箩浓米汤（粳米30克，白糖15克）。
第二次	蛋白清水（鸡蛋白30克，盐1克）。
第三次	苹果水（苹果125克）。
第四次	过箩浓米汤（粳米30克）。
第五次	过箩胡萝卜汁（胡萝卜100克，盐适量）。
第六次	稀藕粉（藕粉20克）。

特别注意的是，因清流质所含的营养成分很低，术后早期仅靠清流质保持营养是完全不够的。所以，一般不建议长期使用，临床上常配合使用肠内营养或静脉肠外营养。具体以医生的医嘱为准。

第二步：增加食物种类

当肠道基本恢复正常功能时，则可以适当地选择一些富含优质蛋白且易消化的食物，如豆浆、豆腐脑、鸡蛋羹、番茄汁、瘦肉泥等，可添加少许的食用油，如亚麻籽油、橄榄油、豆油、玉米油等，以低渣、稍微浓稠的方式进行烹饪。

第三步：软食的选择

软食是比普通膳食更容易消化的饮食，特点是质软、少渣、易咀嚼，有利于消化和吸收。制作软食时，要特别注意含膳食纤维和动物肌纤维多的食物，如各种绿叶蔬菜、牛肉、豆腐干等，应切碎、煮烂后食用。

主食可选择粥、软饭、软馒头、面条、馄饨、包子、花卷、蒸糕、蒸饺等，副食可以选择肉丝、肉糜、肉饼、鱼片、清蒸鱼、虾仁、鸡丁、鸡丝、蛋羹、炒蛋等口感鲜嫩的食物。植物性食物适宜选择粗纤维少的蔬果，如南瓜、冬瓜、菜花、土豆、胡萝卜、番茄、黄瓜等。在制作肉类食物时，需去骨、去刺、去皮、切小块，最好制成丸状、饼状、末状，并且焖烂为宜（表7）。

表7 一天软食食谱推荐

餐次	食 谱
早餐	南瓜泥（鲜南瓜 120 克）、菜泥挂面（小油菜 100 克，挂面 65 克，豆油 5 毫升，盐适量）。
早点	猕猴桃（100 克，约 1 个）。
中餐	牛肉末烧豆腐（瘦牛肉 25 克，豆腐 50 克，豆油 10 毫升，盐适量）、番茄汤（番茄 150 克，盐适量）、软米饭（粳米 50 克）。
午点	蒸蛋羹（鸡蛋 40 克）。
晚餐	猪肝泥粥（猪肝 25 克，粳米 20 克，盐适量）、清炒碎青菜（青菜 150 克，豆油 5 毫升，盐适量）。
晚点	酸奶 250 毫升。
一天总摄入量：豆油≤30 毫升，盐≤6 克。	

介入治疗

肝癌患者的介入治疗，主要是经肝动脉介入，其中包括肝动脉栓塞化疗（TACE）和肝动脉灌注化疗（HAIC）。前者是公认的肝癌非手术治疗中最常用的方法之一。

控制蛋白质摄入，以防血氨升高

治疗期间选择以植物蛋白质为主，动物性蛋白为次。如出现血氨升高，则建议完全以植物蛋白质食物为主。

曾经有这样一位肝癌患者，介入治疗后白细胞一直过低，反复感染、发热经历数次不见好转，人体消耗较大，这样下去可能病情还没来得及好转，身体就会被拖垮。所以我们建议患者适当地增加补充富含蛋白质的食物，补充营养，帮助身体恢复。但不到三天，家属急匆匆地跑来问：血氨数值一下子高于正常值的几倍，怎么办？了解到这位患者不但鱼汤当水喝，还自作主张地每天喝几口蛋白粉饮料。闻言后我们只能再次调整他的食物种类，直至血氨恢复正常水平。

所以，肝癌患者介入治疗期间，要根据病情，合理调整蛋白质摄入量；切忌盲目补充蛋白质，以防出现危象。

植物性食物所含的甲硫氨酸较低，对血氨水平影响不大，可适当增加摄入量，如谷类、佛手瓜、苹果、木瓜、梨、丝瓜、卷心菜、豆腐、豆制品、菠菜、香蕉、冬瓜、番茄等食物（表8）。

表8 一天食谱推荐（低蛋白）

餐次	食　谱
早餐	香菇荠菜面（香菇5克，挂面50克，瘦猪肉20克，荠菜50克，芝麻油少许，盐适量）、香蕉1根。
午餐	软米饭（粳米50克）、炝炒圆白菜（圆白菜100克，豆油、盐适量）、番茄炒蛋（鸡蛋1个，番茄100克，豆油少许，盐适量）、紫菜汤（干紫菜5克）。
晚餐	小米粥（小米50克）、蒸红薯（红薯150克）、葱香烧豆腐（小葱适量，豆腐50克，豆油少许，盐适量）、蜜橘1个、酸奶200毫升。

介入治疗后的几天内，应减少蛋白质的摄入量，以每天

0.5克/千克为宜，宜少不宜多，尽量选择低蛋白饮食。这样可以避免在治疗过程中肝功能异常导致的血氨快速升高，防止出现嗜睡、情绪失常或震颤等问题。并且在接受治疗后的24小时内，避免进食过于油腻、有渣类的食物，以清淡、高营养流质食物为主（详细内容可参考术后流质饮食章节）。

待治疗结束、病情好转、血氨稳定时，可将每天的蛋白质增加至0.8克/千克，酌情少量增加乳类和蛋类等动物性蛋白质，其次是鱼肉、鸡肉等，不建议食用牛、羊、猪等畜肉类食物。

带刺、碎骨多、不洁的食物，需谨慎

在烹饪过程中，所有的新鲜蔬菜要尽可能地切碎、煮烂，保证蔬果中纤维素质软。忌用粗纤维多的食物，如笋干、麸皮、大麦、黑麦、玉米、荞麦、小麦胚芽、银耳、木耳、魔芋、蕨菜、西芹等。

慎食芒刺较多的鱼类（如草鱼、鲤鱼、鲫鱼）和其他带刺食品，以减少对消化道黏膜的损伤，避免消化道出血的风险，影响治疗效果。

保持食物的干净卫生，避免因进食不洁造成感染。禁食生食，如生鱼片、泡菜、蔬菜沙拉、凉拌菜等。放置时间久的食物，需彻底高温加热后方可食用。不建议食用外卖，尽可能地在家里制作膳食。

每天5～6餐，吃饭时，放慢进食的速度，细嚼慢咽。可适当地嚼口香糖或含薄荷糖、柠檬糖，有利于预防或改善胃部恶心、呕吐等不适。

切忌盲目填鸭式大补

在接受介入治疗的过程中，很多患者往往食欲欠佳，因此，有时医生会根据患者的营养状况，给予额外的营养补充制剂，以弥补进食少造成的营养供给不足。

在临床中，有些患者和家属除了遵从医生及专业营养师的建议外，还会额外进食一些过于滋补的汤水，如鸽子汤、甲鱼汤、老鸭汤等。何裕民教授指出，这种做法其实不妥，因为稍不注意则会过满则亏，加重肠胃负担，甚至由此导致病情发展恶化。

患者患癌以后，希望治疗的同时，通过合理的饮食营养和膳食调配来增强体质，增强抵抗力，这本无可厚非。但事实上很多患者不会吃，有很多家属唯恐患者营养不良，认为"越补越好"，用的东西"越贵越好"，往往是给患者填鸭式地硬塞，灌个饱，但常常事与愿违，补没"速成"，反倒加害于患者。

因此，调补需因人而异，细水长流，缓缓图之！

合理补充益生菌制剂

根据世界粮农组织和世界卫生组织的定义，益生菌是指当给予足量时有益于宿主健康的活性微生物，常见的有动物双歧杆菌、嗜酸乳杆菌等。

益生菌对于化疗患者的积极作用已得到很多临床试验的证明，尤其在缓解患者化疗时腹泻、便秘、恶心、呕吐等胃肠道反应方面，有很好的效果。因此，补充益生菌有可能作为减轻肝癌患者化疗不良反应的一种新方法，并且已有越来越多的患者在接受益生菌的补充或治疗。

我们的临床经验发现，根据不同阶段，在患者饮食中添加多联益生菌制剂，并且根据所出现的不同症状，使用不同级别的益生菌制剂后，如常使用的药品级双歧杆菌三联活菌制剂或食品级的多联复合益生菌产品，患者的身体承受能力增强，胃肠道反应也有明显改善。

那何为三联或多联？简单地说就是指添加了不止一种益生菌菌种或菌株的制剂。如一个产品中添加的动物双歧杆菌、嗜酸乳杆菌、鼠李糖乳杆菌三种菌，则称为三联菌或多联菌。对于这些制剂来说，配方中不同菌种合理的搭配，菌种数添加得越多，效果往往就越好。

对于化疗患者来说，每天化疗前和化疗后分别服用 1 次益生菌制剂最佳。特殊情况下，遵循医嘱特殊对待。

新一代的化疗饮食："轻断食"

所谓"轻断食"是指患者在一定时间内停止进食，其余时间保持正常进食。近年来，轻断食在癌症化疗中的研究日趋见多。发表在国外杂志上的研究显示，轻断食能够激活身体的免疫系统。另外一项动物实验研究发现，轻断食能够减少化疗药物对实验鼠的副作用，降低死亡率，并能提升年老实验鼠的免疫力。

可以说，无论是实验研究或临床经验，结果都显示通过控制进食时间可能会对改善或降低化疗时的毒副反应有很好的帮助，这些发现打破了提倡化疗时传统的多吃的原则，开辟了一条新化疗饮食之路。

　　具体方法：对于接受化疗的患者来说，在化疗前48小时内减少患者的摄食量，尤其是富含碳水化合物的食物（如糖分高的糕点、过于精细的面点、浓缩性果汁饮料等），待化疗结束后，再慢慢恢复饮食，并从摄入汤粥类食物开始。在化疗前72小时调整摄入食物的就餐时间，如禁止患者在临睡前3小时内摄入一切食物，同时保持当天最后一餐与第二天第一餐间隔12小时。临床观察发现，通过"轻断食"，患者化疗期间恶心呕吐的症状明显缓解，而且可以改善患者化疗前的焦虑、失眠等情绪问题。

按需补充营养最重要

　　患者出现消化功能下降、胃口不好、食欲不振等症状是化疗时期的常态，此时应顺应身体的变化，切忌强塞式补充营养。如患者胃口好且反应小，则可以多吃几口，建议以半流质食物为主；反之则可以少吃点。

　　如果患者年龄比较大、牙口不好或进食困难，可以将食物做成匀浆膳的形式食用，如可用瘦肉、鱼类、虾和蔬菜等，先洗净、去骨、去刺、切成小块煮熟、鸡蛋煮熟去壳，将所需食物经过加工、煮熟后混合，加适量水一起搅匀，待全部煮成无颗粒糊状再加少量盐、植物油边煮边搅拌，再煮沸3～5分钟即可。这样既补充了营养，增强了对化疗的耐受力，又易消化，且不增加患者肠道的负担。

　　对于胃口特别差、无法正常进食、吃了就吐的患者，可在医生的指导下，考虑静脉补充营养，以保证基本的身体营养需求，提高治疗效果和耐受化疗的毒副反应（表9）。

表 9　化疗期患者一天食谱推荐

餐次	食　谱
晨起后 （空腹）	果蔬汁（橙子、荸荠、梨分别洗净削皮，一同放入料理机中搅拌成汁直接食用，也可放入微波炉中加热饮用；可加入适量的生姜汁同饮）、盖生菌适量。
早餐（化疗前 3 小时进食）	蒸鸡蛋糕（或包子、馒头、少油拌面、烙饼等）、水煮菠菜（菠菜 150 克）、山药土豆泥（山药半根约 80 克，土豆 1 个约 100 克）。
晚餐（化疗 2 小时后）	参芪大枣粥（党参 20 克，黄芪 10 克，大枣 5 粒，粳米 100 克）、凉拌黄瓜（黄瓜 150 克）、低脂酸奶 250 毫升。

放疗期

　　肝癌放射治疗有立体定向放射治疗、质子刀、种子植入等，是治疗局部晚期或术后复发性肝癌的重要方法，可杀伤肿瘤细胞，缩小肿瘤体积，提高局部控制率，延长患者生存时间。

津伤液耗，多食甘凉之品

　　放疗常常会损伤人体津液，患者会出现津液不足，口燥咽干、皮肤干燥等副作用，此时宜多喝水，并且可多食一些滋阴生津的甘凉食品，如白木耳、百合、白茅根、石斛、绿茶等，茅根、芦根以新鲜为佳；也可以选用新鲜榨取的植物汁液，如甘蔗、荸荠、梨、莲藕、西瓜、黄瓜、西红柿等。

　　放疗期间，禁食辛辣、辛温助热的食物，以减少对津液的损伤，如狗肉、羊肉、火锅、辣椒、辛辣调味料等。

　　放疗很容易导致肝癌患者出现皮肤局部黏膜水肿、充血等问题，严重时可能还会造成溃疡、糜烂等炎症反应。因此，在调味品的选择上应控制钠的摄入，如鱼露、食盐、味精、蚝油、酱油等。

适当补充益生菌，与谷物一起同食

放疗中放射线对肠道正常菌群会造成一定的影响，肠上皮细胞表面结构被破坏，易引起肠道菌群失调。临床上患者常发生因小肠吸收不良和肠蠕动紊乱引起的反复腹泻和便血问题，所以可根据医嘱服用益生菌制剂，使肠道中的微生态恢复稳定，缓解症状。亦可自行选择一些正规商家生产的益生菌制剂，每天 1～2 条。

另外，建议在食用益生菌时，增加些谷薯类的食物，如大豆、玉米、土豆、红薯等，此类食物含有天然的益生元，能够促进益生菌在肠道中的繁殖，有助于调节肠道菌群稳定。

菌菇类食物宜增加，提高免疫是关键

近几十年来，菌菇类食物一直是被看好的健康食品，日常我们常见的菌菇类，如灵芝、香菇、蘑菇、平菇、黑木耳、银耳、草菇、鸡腿菇、茯苓、竹荪和猴头菇等，营养价值高，富含 B 族维生素和蛋白质等营养成分。

研究发现，菌菇类具有增强免疫功能，提高巨噬细胞的吞噬能力及淋巴细胞、抗体、补体的水平，提高机体免疫力的作用。如灵芝孢子粉能保肝护肝，对减轻肿瘤造成的肝损伤，有一定的作用。菌菇类中所含的多糖类成分更是被广泛用于保健产品中，有利于改善肿瘤患者因放射治疗带来的肠道反应，如腹泻、腹痛等。

建议肝癌患者放射治疗期间可适当多食用些菌菇类食物，其中尤以香菇、蘑菇、猴头菌、茶树菇、羊肚菌等最为适宜，炖汤、与蔬菜同炒、做饺子馅等，均为家庭常见吃法，方便且易操作。

增加优质蛋白质的摄入，提供充足的能量

优质的蛋白质是肝细胞再生、肝功能恢复所必需的主要原料。因此，应适量选择富含必需氨基酸、种类齐全、产氨少的优质蛋白质，如豆类及其制品（黄豆、黑豆、豆腐丝、豆腐、豆干等）、菌类（香菇、蘑菇、冬菇、木耳等）、肉类（牛肉、猪肝、去皮鸡肉、鸡肝、鹌鹑等）以及紫菜等食物。

但过多摄入蛋白质也会引起血氨的快速升高、肝性脑病等问题。因此，饮食上需遵医嘱，不可盲目乱补。

免疫治疗

肝癌的免疫治疗是继手术、放化疗后目前临床常用的一种治疗手段，包括单克隆抗体类免疫检查点抑制剂、治疗性抗体、癌症疫苗、细胞治疗和小分子抑制剂等。有研究证实，免疫治疗时自然杀伤细胞在提高肝脏的免疫功能和对肝癌的免疫防御中起着关键作用。

免疫治疗时，身体处在一个调整的过程中，有些患者可能会出现暂时性的免疫力下降或白细胞降低的问题。为了避免由此而引发的感染或其他并发症发生，建议食物烹饪时烧熟煮

透，不要添加过多的糖和盐，少食生蔬菜、凉拌菜以及不卫生的食物；蔬菜的品种尽量多样化，多选择红色、橙色、黄色、绿色等色彩丰富的蔬菜，如西蓝花、番茄、胡萝卜、青菜、苋菜等，以增加食欲，获得丰富的维生素和矿物质。

免疫治疗结束后，一定需要注意休息，避免熬夜，严禁烟、酒。在春夏、秋冬季节交替时，人体容易感受外邪，出现感冒以及旧病复发的现象，因此，需根据季节变换及时增减衣物，防寒保暖，避免感冒；在身体体能允许的情况下，适当锻炼，参加集体活动，保持情绪乐观；三餐规律，富有营养，可多点素，但不可无荤，荤素搭配合理，有利于身体恢复。

靶向治疗

肝癌患者是否可以采用靶向治疗，在临床使用时，根据药物疗效，结合患者的经济情况，常需综合评估，给患者最佳的治疗方案。

众所周知，绝大部分药物都会通过肝脏进行代谢，肝癌患者的靶向治疗饮食，首要以保肝、护肝为主，缓解药物副作用为辅。具体的饮食建议可以参考化疗期饮食章节。

有报道显示，靶向药物对于石榴、葡萄、桑葚、杨桃、柑橘等水果比较敏感，原因可能与此类食物中的部分植物化合物可抑制体内酶的活性，干扰身体对靶向药的吸收利用，从而影响药效有关。所以，服用靶向药物期间最好不吃上述水果。

临床上肝癌患者服用靶向药后，常有皮疹或皮肤瘙痒的不良反应，此时要避免食用易诱发炎症反应的高糖、辛辣助湿的食物，如牛奶、蛋糕、糕点、奶茶、葱、姜、肉桂、辣椒、胡椒、芥末等；可适当增加富含 B 族维生素和含锌量高的食物，如玉米、扁豆、黄豆、萝卜、蘑菇、坚果、鸡肝、猪肝等，此类食物有利于促进皮肤黏膜的修复，防止皮炎、皮疹的发生。

肝癌患者靶向治疗中常用的药物有索拉非尼（多吉美），患者在服用此药物期间，建议采用低脂饮食，这一点也被明确标明在药物的说明书上。因此，除了控制每天的用油量不超过 25 克以外，少用或不用油脂含量高的食物，如煎蛋、全脂类奶制品、肥肉、各类油炸面食（油条、糖三角、糍粑、油墩子、撒子等）、花生、核桃、芝麻等。尽量多选择面条、小米、豆腐、豆浆、各种蔬菜、低脂或脱脂牛奶、鸡蛋白、鱼、虾、去皮的禽肉等食物，烹调方式也以蒸、煮、炖、焯等少油的方式为佳（表 10）。

表 10　靶向治疗患者一天食谱推荐

餐次	食　谱
早餐	白菜粉丝包（小麦粉 50 克，粉丝 15 克，大白菜 75 克）、凉拌黄瓜（黄瓜 150 克）、去蛋黄鸡蛋白（100 克，约 2 个标准大小的鸡蛋）、豆浆 300 毫升。
中餐	软米饭（稻米 50 克）、西葫芦炒鸡肉（西葫芦 100 克，胡萝卜 50 克，去皮鸡胸肉 50 克，豆油 5 毫升、盐适量）、木耳炖豆腐（木耳 20 克，豆腐 50 克，豆油 5 毫升、盐适量）。
晚餐	蒸山药（山药 100 克）、玉米糊（玉米 50 克）、虾丸紫菜汤（虾仁肉丸 25 克，紫菜 5 克，豆油 5 毫升、盐适量）、低脂牛奶 250 毫升。

服中药期间的饮食

生冷食物一直都是服中药期间一大忌，此类食物，如苦瓜、冰水、冰淇淋、田螺、西瓜、柿子、生鱼片等多寒凉，容易造成气滞血瘀，气血运行不畅，加重病情。

如在服用黄芪、党参、人参、西洋参、红景天、甘草等补气类中药时，不宜与白萝卜同食，以免影响补气药发挥药效。

不宜食用辛辣、油腻、辛热之物，如火锅、芥末、辣椒、花椒、胡椒、桂皮、八角、炸鸡、酒、狗肉、羊肉等。

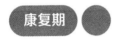

康复期

增加提高免疫力的食物

几乎所有的菌菇类都具有提高免疫力的功效。美国的一项癌症研究发现，香菇、草菇、冬菇等食用菌中提取的多糖物质，如香菇多糖、蘑菇多糖，对小鼠皮下移植性肉瘤有很强的抑制作用，而且可通过增强动物的免疫功能来抑制肿瘤的发生。

科学研究表明，香菇多糖具有显著的抑制肿瘤活性和提高人体免疫功能的作用。香菇还含有甘露聚肽糖片、多种糖分和各种氨基酸，这些物质被确认为是 T 淋巴细胞的特异性免疫佐剂，能增强对抗原刺激的免疫反应，使受抑制的辅助性 T 淋巴细胞的功能得以恢复，有较好的抗肿瘤作用，是公认的天然免疫增强剂。

有报道显示，蘑菇提取物具有一定的抗癌功能，能有效抵御癌细胞侵袭。药用蘑菇还可减少放疗和化疗的副作用，提高晚期肝癌患者的生活质量。

除此之外，一些具有益气补血、提高免疫的中药，如黄芪、当归、党参、刺五加、何首乌、红景天等，对提高免疫力，增强抗癌效果，也有一定的作用。

别松懈，不饮酒

众所周知，酒对肝脏损伤很大，也是导致肝癌的明确诱因。在治疗期间，患者往往谨遵医嘱，滴酒不沾，很谨慎，但一旦进入康复期，自觉病情稳定了，有些男性肝癌患者就松懈了，往往心存侥幸，觉得现在状态不错，喝点酒没关系，由此而出现严重后果的不在少数。

笔者有一位好友，他的东北老舅是某企业的销售经理，酒量非常不错，销售行业平时跑业务应酬也多，几乎每晚在酒桌上度过。2018 年，他的东北老舅体检查出酒精性肝硬化合并有肝源性糖尿病，家里人都劝他戒烟酒，他都笑呵呵地搪塞过去，用他的话就是，"酒戒感情断，烟熄香火灭"。

2019 年的一次胃部出血住院后查出严重的肝硬化已演变为肝癌，发现时已经是晚期了。医生和家人都劝他暂时从工作中退下来，尽早戒酒治疗。可他就是舍不得在岗位上已经取得的成绩，直到一次饮酒后的大量吐血紧急送医，最终在术中抢救无效去世。

肝癌患者往往伴有肝硬化，饮酒会加重肝硬化，引起上消化道出血。有研究表明，58% 的肝癌都是喝酒喝出来的，而且发现即使每天只喝 25 克酒精（约 50 毫升白酒），俗称的"安全量"，也会导致肝癌的风险增加。世界癌症研究基金会的报告也反复提示人们，酒精没有安全摄入量的说法，喝多喝少都有害。

因此，肝癌患者需戒酒。如果患者特别想喝酒，在目前恢复较好，肝功能无异常的情况下，可以偶尔少喝一点（30毫升、30度的酒），起到愉悦心情的作用，心情好了，对疾病康复也稍有益处，但需强调的是，最好还是以其他放松的方式替代。此外，这里的酒包括一切含酒精的饮料在内，不可忽视含酒精饮料的危害，更不可叠加饮用，以免总量超标。

认识这四类食物，防止肝癌复发

• 五谷杂粮类食物

如燕麦、玉米、小米、豆类（黄豆、豌豆、鹰嘴豆和小扁豆等）、小麦、高粱、土豆、山药等。这类食物中含有丰富的膳食纤维，能够很好地吸附体内有毒物质，加快体内有毒物质排出；并且可在肠道中通过有益菌分解产生短链脂肪酸，抑制致癌物在体内的生成，还可缓解患者出现的便秘问题。

根据各人食量大小，建议患者可每天食用主食250～300克，其中可包含50克左右的薯类和杂豆类，做到粗细粮混搭合理，种类丰富。

• 十字花科蔬菜

十字花科蔬菜（花椰菜、西蓝花、甘蓝、白菜、芥菜等），尤其是西蓝花和花椰菜，具有很好的抗癌作用。花椰菜中含较多微量元素钼，可阻断致癌物质亚硝胺的合成，能起到防癌、抗癌的作用，特别对于肝癌、食管癌、肺癌和结肠癌，有很好的防治作用。有研究报告指出，花椰菜还含有一种可以刺激细胞活动的酵素，能阻止癌细胞的合成，对于预防癌症复发、转移，也有一定的作用。

• 草本植物类

肝癌患者康复期可以补充一些药食两用的食物，与其他食物或药材搭配，形成中医学特有的药膳。它既可以当作食品，也可以当作药物，具有一定的防治肝癌的作用，其中山药、枸杞子、白芍、茯苓、灵芝等为临床所常用的食物。

有研究发现，灵芝中三萜物质能够抑制肝癌细胞增殖并诱导其凋亡，原因可能是通过体内的信号通路（Wnt/β-catenin）的方式，调节下游多个靶标（c-myc、cyclinD1、caspase-3、caspase-8）的表达，从而起到调节细胞周期、细胞凋亡和抑制癌细胞增殖的作用。山药、枸杞子、甘草、茯苓中含有丰富的多糖类物质，能够提高机体抗病能力；同时多糖类物质可以诱导肝癌细胞凋亡、抑制肝癌细胞侵袭和分化，从而有抗癌作用。现代药理学研究证实，灵芝对于增强人体免疫力、调节血糖、控制血压、辅助肿瘤放化疗、保肝护肝、促进睡眠等方面均具有显著疗效。

临床运用时，山药、枸杞子可以蒸、炒、做汤羹等；茯苓可以研成粉末，做点心或煮粥食用等。

• 茶

茶多酚是茶叶中的一类多羟基类化合物，主要化学成分为儿茶素类、黄酮及黄酮醇类、花青素类、酚酸及缩酚酸类、聚合酚类等化合物的复合体。其中儿茶素类化合物为茶多酚的主体成分，儿茶素类化合物主要包括儿茶素、表没食子儿茶素、儿茶素没食子酸酯和表没食子儿茶素没食子酸酯 4 种物质。

有研究表明，茶多酚具有降低血压及血脂的作用，同时还具有抗氧化和清除自由基的作用，能够预防心血管疾病。近年来的研究还发现，茶多酚可通过多种通路作用抑制肿瘤细胞的生长、增殖及分化。研究显示，绿茶中的多酚能抑制人肝癌细胞（HepG2）的增殖和生长，其茶多酚单体表没食子儿茶素没食子酸酯可通过增加 Caspase-3 蛋白活性和上调信使核糖核酸（mRNA）的表达等机制，诱导 HepG2 细胞凋亡。

所以，建议肝癌患者可以适当多饮用绿茶和白茶，另外苹果、葡萄中也含有丰富的儿茶素，可以适当多食。不过饮茶的时候，不宜空腹饮用，也不宜大量饮用浓茶。建议每天饮茶量为 12～15 克，以分 3～4 次冲泡为宜。如体质偏寒的患者，可饮用红茶；属于温热体质者，宜多饮用绿茶。

增加富含色氨酸的食物，帮助睡眠

日常高糖食物中常见的有牛奶巧克力、蛋糕、奶茶、果脯干（葡萄干、杏肉、菠萝干等）以及一些果汁饮料及乳酸菌饮料等。这些食物会消耗人们体内的 B 族维生素，尤其是维生素 B_6。很多肝癌患者会出现睡眠质量差或失眠的问题，维生素 B_6 能维持神经稳定性、消除焦虑，帮助更好地睡眠。富含维生素 B_6 的食物，如鸡肉、鱼肉、燕麦、小麦麸、麦芽、豌豆、大豆、花生、胡桃、榛子等。

平时还可以多食一些色氨酸含量丰富的食物，如南瓜子仁、墨鱼、牛肉、鸡蛋、干贝、黄豆、虾米、黑豆、紫菜、黑芝麻、葵花子、核桃、龙眼、香蕉、大枣、葡萄柚等。

另外，不宜在入睡前 3 小时饮用过浓的茶水或咖啡，对其敏感的患者，中午之后则不宜饮用。

低强度运动易于身体康复

何为低强度有氧运动？所谓低强度有氧运动是指任何富有韵律性的运动，其运动时间较长（约15分钟或以上），运动强度在中等或中下的程度（最大心率值60%～80%）。

肝癌是消耗性疾病，对能量的消耗和需求都很大，所以运动项目应选择低强度、消耗量小的运动，如散步、慢跑、快步走、游泳、打太极、瑜伽、气功等。

临床上有很多患者苦恼：我不会游泳、瑜伽，也不会打太极和气功，只是单纯的散步，这样能行吗？1992年，世界卫生组织就指出：步行是世界上最好的运动。中国有句俗语："饭后走一走，能活九十九。"这一俗语也充分说明了散步对人体的好处。

对于肝癌患者的康复运动，首先值得推荐的就是散步。散步运动量不大且简便易行，不受时间、空间等条件限制，除卧床不起的患者外，所有的肿瘤患者都可选择这种运动方式。

散步时，建议衣着宽松，鞋袜要合适，若年老体虚者，可拄杖而行，以保安全。散步要从容不迫，怡然自得，摒弃一切杂念，步履轻松，这样可使百脉疏通，内外协调，以达周身气血平和。同时要注意散步要循序渐进，量力而行，做到形劳而不倦，勿令气乏喘吁。而且散步贵在坚持，久必获益。

临床上大部分肝癌早期患者没有症状或者症状不明显，待到被发现时，大部分已进入中晚期。当然，其中有些患者是幸运的，在接受积极的治疗后，病情稳定，康复较好；但有些年纪大或已出现转移、无法手术或接受其他治疗的患者，预后往往较差。但无论是哪一类晚期患者，营养的支持都是重要的，对延长生存期、提高生活质量有益。

尽量经口进食，多吃少限制

临床上大部分的晚期肝癌患者食欲都较差，进食量少。即使这样，我们还是会建议患者多进食，多增加营养，增强抗癌力。

可以多给予一些患者平时爱吃、可以增加胃口的食物，对食物不要限制过多，通过增加摄食种类，改善患者营养状况，尽可能延长生存期。

对于年老咀嚼能力差或有不同程度的进食困难的患者，可自备一台料理机，将各种天然食物切成小块煮熟，用料理机一起搅拌成混合液体，制成膳食匀浆，既营养均衡，也有益于吸收，而且操作简便。

在家里制作匀浆膳时，不宜选择以下几类食物：粗纤维的食物，如糙米、笋干、韭菜、芥蓝、芋头、芹菜、麸皮等；易产气、高脂肪、高糖的食物，如红薯、大蒜、带皮的肉、白糖、蛋糕等；过咸、过辣、过酸的食物，如腐乳、大酱汤、芥末、辣椒、洋葱、山楂、酸橙、橘子、西柚、柠檬等。

具体操作方法：选择一种主食（如小米、粳米、荞麦、土豆、甘薯等）+三种蔬菜（胡萝卜、青菜、西蓝花、菠菜、甘蓝、娃娃菜、冬瓜等）+富含优质蛋白质的食物（鱼肉、瘦猪肉、豆浆、低脂牛奶等），摄入量根据患者自身接受程度酌情增减。食材处理干净后，将所选的食材一同煮熟，随后放入料理机中打成糊状，倒进碗里，加入少许盐或调味品拌匀即可食用。建议每次制作完成的食物，应尽快食用完。如果放置时间超过2小时，则不可再次食用，需重新制作。

· **食疗推荐方**

◆ **鸡肉南瓜番茄米糊**

食材：鸡肉、南瓜、番茄、软米饭各50克，植物油、盐少许。

做法：将所有食材洗净，将南瓜和番茄削皮，鸡肉去皮，三种食材一起煮熟，再与软米饭一起放入料理机中搅拌。若想要将米糊做得稀一点，还可加入少许的温水，待料理结束后倒进碗里，加入少许的植物油和盐拌匀即可使用。

◆ **奶香玉米糊**

食材：低脂纯（鲜）牛奶250毫升，玉米粒80克，软米饭半碗，馒头半个。

做法：将馒头外皮撕掉，与软米饭、玉米粒一起倒入料理机中；随后倒入牛奶（提前温热一下），按下按钮搅拌，待结束后倒进碗里即可食用。也可以过筛一下，比较适合毫无咀嚼能力的患者，口感细滑香浓。

必要时不要拒绝营养补充剂

肝癌患者营养不良的发生率很高，癌肿对机体的消耗以及治疗带来的损害，使得能量和营养素消耗过多；有些老年患者牙口不好，咀嚼能力差，进食减少，营养素摄入不足，再加上肝癌本身的消耗，导致患者营养不良的发病率高。

经过专业医生的营养风险筛查评定后（具体评定方法参考本章节"营养风险筛查"），如果患者出现营养不良的风险，可在营养科医生的指导下，采取针对性的营养干预措施。

如果患者胃口较好并且能够接受食物，此时可以通过日常膳食或匀浆膳的方式补充机体所需的营养，维持胃肠道的基本功能；如果患者无法通过食物摄入到充足的营养，此时可根据医生建议口服营养补充剂，甚至通过肠外静脉营养的形式，维持生命。

总之，肝癌晚期，别过多限制患者进食，根据患者情况，通过经口进食、营养补充剂或静脉营养等多种形式，充分给患者补足营养，以尽量延长患者生存时间。

从心而活，由念而生

晚期肝癌患者不仅有身体上的疼痛，还有对疾病恐惧、担忧等心理上的煎熬，这些都会引起患者出现抑郁等问题，甚至诱导自杀事件的发生。一项研究显示，肝癌患者自杀意念的发生率高达 41％，且实际自杀发生率为每年 51.4/10 万。另外一个小样本研究与这项数据近乎一致，数据显示肝癌高自杀风险的患者近 36％。因此，除了对患者进行营养支持外，心理疏导也是重要的环节。

何裕民教授指出，正念疗法是目前人们比较推崇的一种心理疗法，能够帮助患者处理压力、疼痛和疾病，放松心神。所谓正念，"正"是当下，"念"是把心安驻在此刻，想要达到正念的状态，可以通过正念呼吸、静坐冥想、行走冥想、正念声音等正念技能，让患者自己回到当下，心神安宁的状态，客观地感受和体验其情绪波动，并进行调节。

方法：选择一个放松的姿势，闭上眼睛，把觉察放在呼吸上，如实地感受自己的一呼一吸以及呼吸之间小小的停顿，感受气流经过鼻腔的感觉。吸气时腹部微微隆起，呼气时腹部缓缓内收。只是呼吸，无拘无束，摒弃一切，放下过去，不想未来，充分拥抱当下。当走神时，放下那些念头，温柔地把注意力带回到呼吸上。和呼吸保持连接，将觉察范围逐渐扩展至身体、四周环境、声音……但不做任何的评判。慢慢地睁开眼睛，环顾四周，把觉察带入接下来的所看、所想，或所做的事情中。让自己放空，回归到身体，从正念由生。

肝癌晚期患者不妨试试正念疗法，让自己情绪放松，可以一定程度上减少焦虑和恐惧，缓解疼痛，提高生活质量。

对症调饮食

临床上，肝癌患者常出现各种不适症状，如疼痛、腹胀、白细胞低下、食欲不振等，这些身体不适降低了患者的生活质量，影响机体康复。何裕民教授在临床上给患者行抑瘤治疗时，常配合饮食调理，改善患者症状，常获佳效。本书所列的饮食建议，有何教授的临床运用心得体会，有的就是患者自己的经验之谈，或许更能说明问题。在此推荐给大家，以供参考。

癌 痛

中晚期肝癌患者中，癌痛是十分常见的症状。疼痛往往极大地影响患者的生活质量，长期的疼痛刺激会使机体出现其他不良反应，对人体产生危害，如心情焦躁抑郁、应激反应、儿茶酚胺和糖皮质激素释放引发的血糖升高、食欲不振、恶心、呕吐、肌张力增加等。癌症剧痛反复发作还会兴奋交感神经，使患者出现反复血压升高、心动过速和心律失常。因此需要服用止痛药缓解疼痛。

许多患者在意止痛药的成瘾性而拒绝服药。但是患者可能因为疼痛而茶饭不思，完全不能进行其他活动。此时疼痛对生活的负面影响远高于成瘾性。因此，在晚期肝癌、疼痛不能抑制时，医生建议加药，从一天一次加到一天两次、三次时，患者不要因为担心"成瘾性"而放弃对身体机能、生活质量的改善。止痛药的给药原则是让药物保持一定的血药浓度，而不是痛得受不了了才吃药，疼痛好转后又不吃了。只有让药物在血液中持续发挥作用，这样患者才能感觉不到疼痛。

非甾体类抗炎药是止痛药的一大类，它对胃肠黏膜有损伤，因此服用止痛药一定要在餐后服用。在应用止痛药的同时，可能出现便秘的问题。服用止痛药的患者应注意多摄入富含膳食纤维的食物，如水果、蔬菜、粗粮、菌类等，以缓解便秘。必要时可以使用开塞露、乳果糖等通便药辅助排便。

服用阿片类药物，会出现胃痛、恶心、呕吐、便秘等不良反应。因此，在饮食上应尽量减少食用过酸、过辣、对胃黏膜伤害较大的食物。如出现呕吐明显者，可在饮食中加用生姜以缓解恶心。腹胀明显时可予柠檬、陈皮、佛手等以行气消胀，鼓励患者少食多餐，多进高维生素、易消化的食物，如鱼肉、鸡蛋、豆类、深绿色蔬菜（如西蓝花、芹菜、菠菜等）。便秘明显者则应根据病情进行饮食调节，饮食要富含纤维素，忌烟、酒、浓茶、咖啡及一切辛辣刺激性食物（如生葱、生蒜、韭菜、生姜、酒、辣椒、花椒、胡椒、桂皮、八角、小茴香等）。

食疗推荐方

◆ 嫩竹叶粥

食材：嫩竹叶 60 克，粳米适量。

做法：取嫩竹叶 60 克，粳米适量，加水，文火煮熟后去竹叶，食粥即可。

功效：竹叶有清热解毒止痛作用，可辅助癌痛患者止痛。

◆ **四香苦瓜粉**

食材：木香 10 克，沉香 2 克，丁香 6 克，香附 10 克，苦瓜 100 克。

做法：苦瓜洗净外皮，连皮、瓤、子切碎后晒干，与以上药物粉碎成末，分为 3 包，胃胀、胁痛、纳差时温水送服 1 包。

功效：木香、沉香、丁香可行气止痛；香附可疏肝理气止痛；苦瓜清热解毒止痛。全方可清热解毒、利水止痛，对于肝癌患者伴有气滞胁痛或中上腹胀痛者，有改善作用。

◆ **山慈菇延胡蜜**

食材：山慈菇 30 克，延胡索 30 克，蜂蜜适量。

做法：山慈菇、延胡索洗净、晒干或烘干，研为细末，每次取 10 克，与蜂蜜温水调匀吞服，每天 2～3 次。

功效：山慈菇含有秋水仙碱，善于清热散结，抗癌止痛；延胡索疏肝止痛。全方疏肝活血、抗癌止痛，适用于肝癌胃脘灼痛的患者。

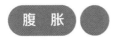

腹　胀

肝癌患者胃肠消化能力下降，食物通过消化道时间延长。腹胀患者应少吃多餐，避免吃油腻食物，肉类应煮烂，同时也要避免吃产气的食物，如牛奶、豆类等。多食行气止痛的食物，如佛手、萝卜、橙子、金橘、陈皮等；控制膳食纤维含量高的食物，如芥菜、脱水蕨菜、发菜、紫菜、黄豆、青稞等；控制盐和高脂肪食物的摄入，如腊肉、咸鱼、咸肉、咸菜、香肠、炸鸡、炸带鱼、炸猪排、盐渍梅肉类、薯片、椒盐花生、奶油蛋糕、奶茶、巧克力等。另外，患者还要注意胃脘部保暖。

● **食疗推荐方**

◆ **竹茹橘粥**

食材：粳米 100 克，鲜橘皮 25 克（或陈皮，但量应减半），竹茹 10 克。

做法：竹茹洗净后，加水浸泡 30 分钟，烧开约 5 分钟后，去渣留汤；橘皮洗净，切成丝，与淘洗干净的粳米一起加进竹茹汤中，煮成粥。

功效：竹茹行气开痞；陈皮理气健脾。全方开痞理气，适用于肝癌腹胀的患者。但阳虚体质者慎用竹茹。

◆ **香苏炖菇**

食材：鲜蘑菇 100 克，紫苏叶 10 克，香附、枳壳各 6 克，盐适量。

做法：先将香附、枳壳洗净，加水浸泡约 30 分钟，煮沸 10 分钟后，再下紫苏叶煮 5 分钟，去渣取汁；蘑菇洗净，切丝炒透，加入药汁，小火炖 10 分钟后，放盐调味食用。

功效：紫苏降气化痰；香附疏肝行气；枳壳行气消积。全方疏肝理气、消胀开痞，适用于肝癌中上腹胀满的患者。

◆ **豉汁佛手瓜**

食材：佛手瓜 200 克，豆豉 20 克，红椒片、油、盐各适量。

做法：佛手瓜去皮、洗净切薄片，豆豉用水快速冲洗；锅中加水烧沸，下入佛手瓜焯烫后捞出，锅中加油烧至八成热，下入红椒片、豆豉炒香后，再下入佛手瓜片炒熟，调入盐即可。

功效：佛手瓜行气消食；豆豉行气。此膳可疏肝理气健脾，可缓解肝癌胃胀、腹胀症状。

乏 力

肝癌患者的乏力常称为癌因性乏力，多与患者自身的能量消耗过大以及各种治疗影响患者生理功能有关。而引起机体疲乏无力，一是因为疾病消耗，二是因为机体代谢功能失常，能量供给不足。乏力的患者不需强求运动，以平补为主，切忌大量服用人参、虫草等所谓"大补元气"之品，以免出现胃肠积滞，甚至气滞的问题。

乏力多由气虚引起，除按气虚辨证进行饮食调节外（见第四章），可在饮食中加入少量党参、黄芪等补气中药，调节自身状态。

● 食疗推荐方

◆ 莲子苡仁排骨

食材：莲子30克，薏苡仁50克，排骨500克，姜、蒜、花椒、盐、麻油各适量。

做法：莲子浸后去心，与薏苡仁同炒香捣碎，水煎取汁；排骨洗净，放药液中，加生姜片、大蒜、花椒，煮至七成熟时，去泡沫，捞出晾凉。将汤倒入另一锅内，加盐，文火上煮浓汁，倾入排骨，翻炒后淋上麻油。

功效：莲子健脾清心；薏苡仁健脾利湿；排骨健脾养阴。本药膳补气健脾，适用于肝癌见乏力、脾虚气弱患者，还可用于便溏腹泻患者辅助止泻。

◆ 首乌炖乌鸡

食材：制何首乌 20 克，乌鸡 1 只，姜、葱、料酒、精盐各适量。

做法：制何首乌洗净，去杂质。乌鸡宰杀洗净，去内脏。将制何首乌、乌鸡、姜片、葱段和料酒一同放入炖锅内，加适量水，用大火烧开，再改用小火炖 2 小时，至鸡肉熟烂，加入精盐调味即成，吃肉喝汤。

功效：制何首乌补益肝肾；乌鸡益气养血。全方有益气强身的功效，适用于肝癌病久或放化疗后虚弱、易感冒、乏力的患者。

◆ 归芪党参粥

食材：黄芪 30 克，当归 20 克，党参 20 克，粳米 200 克。

做法：将黄芪、当归、党参用纱布包好，加水适量浸泡 30 分钟，大火烧开后加入粳米，小火煮熟成粥，去药渣，分 2 次食用。

功效：黄芪、党参、粳米均可健脾益气；当归养血活血。本药膳适用于肝癌伴瘦弱、贫血和浮肿乏力的患者，可以改善乏力和营养不良的症状。

腹　泻

如果说大脑是控制人的情绪、行为、语言的器官，那肠道就是控制我们消化和吸收以及微生物平衡的第二大脑。肝癌患者出现腹泻症状，常与肠功能紊乱以及治疗副作用等因素影响有关。

腹泻严重的患者可进食流质，如米汤、蔬果汁、藕粉等，待腹泻好转，进食半流质和软食，如鱼肉、鱼汤、面条、馒头等。饮食应温热，避免油腻、辛辣、刺激、过冷及含纤维素多的食物（如红薯、芹菜等）。建议膳食中增加富含益生元物质的食物，如燕麦、鹰嘴豆、扁豆、大豆、豆腐、苹果、香蕉、西红柿、黄芪、枸杞等，为体内有益菌提供充足的营养，促进有益菌的生长和繁殖。

• 食疗推荐方

◆ 山药扁豆粥

食材：淮山药 100 克、扁豆 100 克、粳米 100 克。

做法：将山药洗净去皮切片；扁豆加适量水，煮至半熟后加粳米、山药煮成稠粥。餐时当主食。

功效：淮山药补益脾肾；扁豆健脾化湿。全方可健脾止泻，用于缓解肝癌患者食欲不振、乏力、泄泻的症状。

◆ 白菜炖瘦肉豆腐

食材：大白菜 250 克，豆腐 200 克，瘦肉 50 克，少许盐和植物油。

做法：大白菜洗净切条，豆腐切块；瘦肉洗净切条，下油锅翻炒至熟；加入大白菜翻炒至熟烂后，加入适量水和豆腐煮沸；煮沸后加入少许盐调味，再煮 2 分钟即可。

功效：大白菜、豆腐较为清淡，可促进体内有益菌的生长，调节肠道菌群；瘦肉益气养阴。全方用于肝癌放化疗后改善胃肠道虚弱、消化不良症状，效果较好。

◆ **灵芝葛根糊**

食材：灵芝 20 克，葛根粉 50 克。

做法：灵芝切碎，加冷水 1000 毫升煮 1 小时后去灵芝，此水用来调葛根粉成糊状，即可服用。

功效：灵芝、葛根均可扶正祛邪、化湿止泻，尤其适合于肝癌脾虚腹泻的患者。此系何裕民教授经验方。研究提示，灵芝与葛根粉均有抑癌之功，而且补益功效不错。

 恶心、呕吐

恶心呕吐是肝癌患者肝脏排毒功能下降、体内毒素堆积，或化疗药物引起的毒性反应。对于剧烈呕吐的患者，除了使用止吐、保护胃黏膜的药物外，此时不必强迫患者饮食；呕吐缓解后可进食一些咸粥、流食以补充电解质、保护胃黏膜，避免吐出胆汁。

若化疗期间出现恶心、呕吐，不宜吃太饱，以免造成肠胃不适，加重呕吐症状；每次呕吐的间歇期，可适当进食一些新鲜的水果，建议进食后不要立刻躺下，可以选择半卧位进行休息，避免引起恶心呕吐。若患者仅出现恶心症状，可以尝试饮生姜水来缓解，同时尽量避开油烟或异味比较重的环境，避免加重恶心的症状。

- **食疗推荐方**

  ◆ **生姜橘皮水**

  食材：鲜生姜 10 克，蜂蜜 20 克，鲜橘皮 25 克。

  做法：生姜切碎，放入少许温开水，捣烂取汁，调入蜂蜜；鲜橘皮洗净，切成细条，浸泡于蜂蜜姜汁中 5 日，后每次取混合液一勺，加适量温开水冲服即可。

  功效：生姜可以健胃止呕；橘皮可健脾行气；蜂蜜滋阴养胃。本方可以减轻体内毒素堆积和化疗引起的胃肠毒性反应，增强食欲、和胃降逆止呕。

  ◆ **芥菜鲫鱼汤**

  食材：芥菜 100 克，鲫鱼 1 条（400～500 克），葱、姜、盐各适量。

  做法：芥菜与鲫鱼加入葱姜，加入 500 毫升水共同煮汤，加适量盐即成。

  功效：芥菜清热解毒；鲫鱼利水止呕。本方可清热解毒止吐、改善肝癌患者呕吐症状。但脾胃虚寒、四肢冷的患者忌服。

  ◆ **佛手山药粥**

  食材：佛手 15 克，干山药 50 克或鲜山药 200 克，粳米 100 克。

  做法：将佛手、干山药或鲜山药洗净切片，加水 1000 毫升，与粳米一起文火煮粥。作早、晚餐食用。

  功效：佛手可理气和中止呕；山药可补益脾肾。本方可健脾和中止呕，用于改善肝癌患者呕吐、食欲不振症状。

何裕民教授临床擅用佛手以疏肝理气、和中，对于肝癌见脘腹胀满、嗳气、恶心者，每每使用，均有一定的疗效。而且山药也是临床常用药食两用之品，健脾、益气、养阴，二者同煮粥食，操作简便，疗效佳。

食欲下降

肝癌患者常常会出现厌食、味觉减退的表现，烹饪过程中可通过增加食物色香味的方法，增强患者食欲，如食用红色、橙色、黄色蔬果，用醋或咖喱烹调食物以及烹制一些患者平时爱吃的菜肴等。中医学认为，食欲减退源于脾胃气虚，或病久、化疗后胃阴不足。因此，需要科学地"养胃"增强食欲。实在进食困难，应在医生指导下应用肠内营养补充剂。

• 食疗推荐方

◆ 苦菜汁

食材：苦丁菜 200 克，白糖适量。

做法：将苦丁菜洗净捣汁加白糖后即成，少量服用。

功效：苦丁菜具有清热作用，本方用于肝癌患者口干、厌食等症。

◆ 山药麦芽羹

食材：山药、茯苓、麦芽各 15 克，山楂 20 克，鸡内金 10 克，鸡蛋若干枚，食盐和酱油各适量。

做法：除鸡蛋外，其他药材用打粉机研成细末，每次 5 克，加鸡蛋 1 枚，搅匀加入适量的食盐或酱油调味后蒸熟直接食用。

功效：山药健脾益肾；茯苓健脾利湿；麦芽健脾消食；鸡

内金消食利胆；山楂消食化积。本方可消积导滞、行气除胀，适用于肝癌伴脾胃虚弱导致的食欲不振、食入即胀的患者。

◆ **陈皮大枣饮**

食材：陈皮6克，大枣3枚。

做法：大枣去核，与陈皮共煎取汁即可。

功效：陈皮具有理气健脾的功效，经研究证明，陈皮可以促进消化液的分泌和消除肠道积气；大枣可以补中益气、养血安神。本方可健脾行气消食，适合于肝癌脾虚食少的患者。

腹 水

腹水患者应进低盐饮食，每天可用食盐不超过2克或酱油不超过10毫升，避免吃任何用盐腌制的食物。尿量较少的腹水患者，应进无盐饮食，每天食盐量小于1.3克，禁止食用任何用盐腌制的和加工中含有食盐的食物，避免食用海产品，如虾米、紫菜等自然存在盐分的食物。一般饮食以半流质和无渣饮食为宜，少吃多餐，多吃蔬菜、豆腐、瘦肉、鸡蛋等营养充足的食物。控制每日进水量，多食利水之品，如玉米须、冬瓜皮、葫芦、赤豆、薏苡仁和鲫鱼等。

饮食配合中医药内外兼治，常能获得较好的疗效，如半枝莲、半边莲、龙葵等中药，有利水散结的作用，内服可起到抗肿瘤、消腹水的作用。对于腹胀难忍、小便少的患者，中药芒硝外敷可减轻因大量腹水引起的腹胀症状。亦可用生姜50克、徐长卿60克（研粉）、七叶一枝花60克（研粉）、冰片5克，捣烂外敷肚脐，起到利小便、逐腹水的作用。

食疗推荐方

◆ **鲤鱼赤豆汤**

食材：鲤鱼 1 条（约重 500 克），陈皮 6 克，赤小豆 20 克，少量食盐。

做法：鲤鱼去鳞杂洗净，加陈皮、赤小豆共煮烂为度，可以适当加少量食盐，吃肉喝汤，每周 2～3 次。

功效：鲤鱼健脾利水；陈皮健脾行气；赤小豆可清热利湿。本方常服可助利水行气，用于改善肝癌患者腹水症状。

◆ **猪腿赤豆汤**

食材：猪腿瘦肉 50 克，赤小豆 20 克。

做法：将瘦肉和赤小豆加水，共煮烂成浓汁，加盐调味，即可食用。

功效：赤小豆可清热利湿，瘦肉为血肉有情之品，可补益中气。肝癌腹水患者常服此方可助健脾利水。

◆ **冬瓜利水粥**

食材：带皮冬瓜 80～100 克，粳米或珍珠米 100～150 克。

做法：冬瓜洗净切成小块，粳米洗净。冬瓜、粳米同入锅内，加水 1000 毫升左右，煮至瓜烂米熟汤稠为度。每天上下午随意服用。

功效：冬瓜清热利尿；粳米补中。全方利尿逐水，可用于肝癌见腹水尿少的患者。

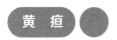

黄 疸

胆道系统是排泄胆汁的管道，正常情况下，肝内合成分泌的胆汁经由胆道进入十二指肠。位于胰头部位的肿瘤或肝癌往往可能直接侵犯或压迫胆总管，引起胆汁排泄不畅，胆汁反流进入血液就会出现黄疸的表现；另外，患者的肝脏细胞破坏过多也会引起黄疸。患者可以出现进行性加重的皮肤、巩膜黄染、小便颜色加深、大便颜色变浅、皮肤瘙痒等表现。

黄疸患者在服药或进行其他利胆退黄治疗的同时，应注意养护肝肾之阴。药膳中以龟甲、鳖甲、石斛之类为佳，但不能过于滋腻。

• 食疗推荐方

◆ 蒲公英粥

食材：蒲公英 40～60 克（鲜品 60～90 克），粳米 50～100 克。

做法：取干蒲公英或鲜蒲公英洗净，切碎，煎取药汁，去渣，入粳米同煮为稀粥。

功效：蒲公英清热利湿；粳米健脾益气。本方可清利湿热，用于辅助治疗肝癌患者急性期的黄疸症状。

◆ 茵陈金茶

食材：茵陈、金钱草各 5 克。

做法：上两味药切碎，开水冲泡，代茶饮用。

功效：茵陈清热利胆退黄；金钱草利胆排石退黄。本方有助于胆汁排泄，用于肝癌伴有黄疸、胆结石、胆囊炎患者，可利胆退黄。

◆ 田基黄煮蛋

食材：鲜田基黄 60 克（或干品 30 克），鸡蛋 1 个。

制法：田基黄洗净放入砂锅内，加适量清水，煎煮 45 分钟。鸡蛋煮熟后去壳，再放入药液中煎煮15分钟，饮汤食鸡蛋。

功效：田基黄有清热利湿、解毒、散瘀消肿的功效，本方主治肝癌伴有湿热黄疸者。

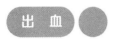

出 血

对有出血倾向的患者，忌食煎炸、辛辣、坚硬的食物，以防助热损伤血络；避免食用整粒的粗粮、坚果，可磨成粉食用；纤维较多的蔬果应磨成汁饮用。

日常应较少活动，多卧床休息，以免加重出血。建议患者平时多注意观察大便颜色、性质和量，若出现黑便，并突然出现大便溏泄、大便次数增多、腹痛等，可能出现上消化道出血，应及时就医。

多食具有补血止血作用的食物，如荷叶藕节汁、黄芪粥等。适当增加含有维生素K的食物，如乌梅、马兰头、沙棘等。

● **食疗推荐方**

◆ **黑五谷米浆**

食材：蒸熟黑豆10克，红豆10克，荞麦20克，玉米20克，粳米20克，大枣去核3枚，核桃1～2个，枸杞子10克。

做法：将全部食材洗净蒸熟后放入调理机内，加适量温开水搅拌至合适黏稠度后饮用。

功效：黑豆、红豆健脾利湿；荞麦、玉米、粳米健脾益气；大枣益气养血；枸杞子明目养血。全方可益气生血，且本方淀粉含量较高，可作为主食。

◆ **山药百合三七粥**

食材：山药 90 克，百合 40 克，大枣 15 枚，薏苡仁 30 克，三七粉 3 克，粳米适量。

制法：将山药、百合、大枣、薏苡仁及粳米一同放入锅内，加水适量煮成粥，放凉后冲三七粉，频服，每天食用 2 次。

功效：山药具有补脾和胃之功能；百合清热润燥；大枣、薏苡仁健脾和胃；三七止血。诸物合用具有滋阴止血养胃的作用，用于肝癌消化道出血患者。

◆ **藕汁炖鸡蛋**

食材：藕汁 200 毫升，鸡蛋 1 只，冰糖少许。

做法：鸡蛋打入碗中，搅匀后加入藕汁，拌匀后加少许冰糖，蒸熟即可。

功效：藕汁可止血散瘀。经常服食此方，具有止血止痛散瘀之效，肝癌有出血者宜用。

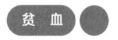

贫　血

贫血的患者应多食含铁丰富的食物，如畜肉、动物血等，以补充造血原料。动物性食物含血红素铁丰富，铁吸收率高，相较蔬菜中的铁更好吸收。对于严重贫血者，有个饮食调理的好方法，何裕民教授临床屡试不爽——对那些不忌讳吃鸡血、鸭血、猪血的患者，主张他们常吃此类食物，烹饪方法很多，可以多放点生姜、大蒜类，既可以解决补铁问题，又美味可口；而鸡鸭血、猪血里的铁质，人类更容易吸收，而且可以避免服用铁剂后的胃部不适。唯一担心的是鸡鸭血、猪血的食品安全问题。如果其材质是安全的，应该是不错的选择。

对于贫血的患者，可多选富含维生素 C 的食物，可促进铁的吸收，如可随餐饮用新鲜果汁，进食新鲜蔬菜等。少喝茶、咖啡等对铁吸收有影响的饮品。

● 食疗推荐方

◆ 鸡鸭血汤

食材：鸡血、鸭血各 150 克，内酯豆腐 150 克，鲜汤、葱姜末、黄酒、盐适量。

做法：鸡血、鸭血洗净，豆腐切块焯水，用葱姜炝锅后，加入鲜汤后放入鸡鸭血、豆腐、盐等煮熟，可加少许黄酒。

功效：鸡血、鸭血可补血养阴，补充铁元素。全方可养阴生血，补充造血原料，改善肝癌贫血症状。鸡血、鸭血质软，口感好，含铁丰富，铁的吸收率高，相比通过食用蔬菜补铁（铁的吸收率低），鸡血、鸭血更适合于肝癌患者。

◆ 花生大枣汤

食材：带衣花生 20 克，大枣 6 枚，桂圆 10 克。

做法：花生、桂圆、大枣同时放入锅中，加水适量煮至花生烂熟即可。

功效：花生、大枣能补益气血；桂圆养心安神。全方可补血安神，改善肝癌患者贫血症状。

◆ 当归补血茶

食材：当归 6 克，黄芪 30 克，红糖适量。

做法：上两味药洗净放入锅中，加入适量清水，煎煮 2

次，合为一锅，加红糖稍煮后代茶饮。

功效：黄芪健脾益气；当归补血活血。全方可补益气血，适用于肝癌气血两虚、乏力头晕的患者。

白细胞下降

肝癌患者，特别是化疗的患者，白细胞降低的情况十分常见，发生率在80％以上。由于白细胞是我们身体里对抗病原体的"警察"，所以此类患者需在用药的同时，注射升白针以提高体内白细胞的含量。在白细胞的提升和制造方面，虽然饮食不能替代升白针促进身体释放白细胞，但是可以通过补给白细胞原料的方式，帮助身体合成白细胞。

白细胞的基础是蛋白质，因此，白细胞下降的肝癌患者需要注意蛋白质的补充（具体的补充方法在前面章节已有叙述）。另外，白细胞下降的患者饮食一定要注意清洁，食品要完全煮熟，不吃隔夜食物和生食。此外，许多水果很难将表面清洗干净，因此，不要吃带皮的水果；吃饭时使用公筷，减少外出进食，避免直接抓取食物进食，而是要用消毒后的碗筷盛取食物。

因此，推荐白细胞下降的患者适当进食彻底消毒的鱼、蛋、奶、大豆制品，适量面条、米饭、新鲜的面包，充分煮熟的新鲜蔬菜，不带皮的水果。若饮用果汁，最好进行加热杀菌消毒。应注意补充富含维生素A（鸡肝、猪肝等）、维生素E（大豆油、菠菜、卷心菜、羽衣甘蓝、莴苣、甘薯、杏仁、榛子、胡桃等）、维生素C（菜花、柿子椒、深色叶菜、苦瓜、柑橘、苹果、葡萄、猕猴桃、鲜枣等）、微量元素锌（蛋黄、海带、鱼、虾、瘦牛肉、鸡心、牡蛎、脱脂奶粉、小麦胚芽、芝麻、核桃、豆类、花生等）、硒（酵母、海产品、瘦肉等）的食物，以增强机体抗感染能力和免疫能力。

· 食疗推荐方

◆ 黄芪枸杞饮

食材：黄芪 15 克，石斛 15 克，枸杞子 10 克，大枣 3 枚。

做法：上述食材洗净后加适量水，煮开后文火煎煮 15 分钟，饮完后可加水反复煎煮，代茶饮。或者用黄芪、石斛煎取汁液，用汁液与枸杞子、大枣煮汤饮用。

功效：黄芪能提高免疫力，升高白细胞数；石斛滋阴强精；枸杞子和大枣补气养血。常饮用本方，可升高白细胞数。

◆ 刺五加粉

食材：刺五加 50 克。

做法：刺五加研为细末，每次 5 克，每天 1 次，温水送服。

功效：研究发现，刺五加对升高白细胞和嗜酸性粒细胞数等均有一定的作用，每天送服可辅助升高血液白细胞数。

◆ 花生山药汤

食材：带皮花生仁、山药各 30 克，枸杞子 15 克，冰糖适量。

做法：花生仁、山药、枸杞子洗净，加水 300 毫升，煮沸后改文火炖煮 15 分钟，加冰糖调味即可。

功效：花生健脾养胃、补益气血；山药健脾益气；枸杞子中的多糖不仅是一种调节免疫反应的生物反应调节剂，而且可通过神经-内分泌-免疫调节系统发挥其抗癌作用，枸杞多糖能明显提高吞噬细胞的吞噬功能，提高淋巴细胞的增殖能力。常服本方有一定的提高血液白细胞数量的作用。

血小板降低

临床实践认为，血小板水平较低者宜适当多食富含优质蛋白、维生素和微量元素的蛋类、奶类、瘦肉、鱼、豆类，以及新鲜蔬菜和水果等，以提供血小板原料。

血小板低下患者出血风险较高，中医学认为出血多由于血热妄行，热性体质者宜选用寒凉的食物，如荸荠、莲藕、荠菜、梨等更佳。久病气虚、神疲乏力、气不摄血者，食疗中还可常用补血止血的中药，如黄芪、大枣、山药、花生米、枸杞子、桂圆肉、党参、墨旱莲、仙鹤草、羊骨、花生衣、扁豆、核桃仁、葡萄干等，煲粥、煨汤或煎汁等服食，均有一定的升高血小板作用。

• 食疗推荐方

◆ 白茅藕节汤

食材：鲜白茅根、鲜藕节各 60 克。

做法：将白茅根洗净，切段，将鲜藕节洗净切片，与白茅根同入锅中，加水适量，煎煮 60 分钟，去渣取汁，一天 2 次分服。

功效：白茅根有清热凉血、收敛止血的功效；藕节可清热止血。本方可提高血小板，增强凝血功能，对血小板减少的肝癌患者，有较好的纠治作用。

◆ 木耳花生衣羹

食材：黑木耳5克，花生衣10克，大枣5枚。

做法：将黑木耳用冷水泡发洗净，与花生衣、大枣一起放入砂锅中，加水适量，先以大火煮沸后，改以小火煨炖30分钟，待黑木耳、红枣煨炖至烂即成。

功效：黑木耳可止血；花生衣可补血益气；大枣益气生血。此方可补气、养血、止血，适用于预防和治疗肝癌血小板减少引起的各种出血症。

◆ 仙鹤草粟米粥

食材：仙鹤草30克，粟米100克。

做法：将仙鹤草洗净，放入砂锅内，加水煎煮30分钟，去渣留汁。粟米淘洗干净，放入砂锅，视药汁量可再加适量清水，大火煮沸后，改用小火煨煮至粟米软烂即成。

功效：仙鹤草收敛止血，本方可益气收敛止血，提高血小板数，防治出血。

肺转移

肺部是肝癌最常出现的转移部位，多见于晚期肝癌患者。此时患者预后较差，基础疾病较重，患者可出现咳嗽、咳痰、气喘等症状。应以对症调护为主。

● 食疗推荐方

◆ 百合三七炖白鸭

食材：百合30克，三七15克，白鸭1只，料酒、葱、姜、精盐各适量。

做法：将百合、三七洗净备用；白鸭宰杀后，去毛及内脏，洗净，入沸水锅中焯透，捞出，用冷水过凉，切成块状，放入砂锅中，加水适量，置火上用大火煮沸，烹入料酒，改用小火煨炖 1 小时，加入百合、三七，继续用小火煨炖 45 分钟，加入葱花、姜片、精盐等调味即成。

功效：百合滋阴润肺；三七止血活血；鸭肉养阴益气。此药膳方有抗癌止血、养阴润肺、止咳祛痰的功效，适用于肝癌肺转移而见咯血，或痰中带血丝的患者。

◆ 川贝杏仁汁

食材：川贝、杏仁各 10 克，大枣 1 枚。

做法：将川贝、杏仁（去皮）、大枣洗净，放入砂锅中，加适量清水，武火煮沸后，改用文火熬煮 60 分钟即可。

功效：川贝润肺止咳；杏仁化痰通便；大枣益气养血。本方有润肺止咳、清热化痰、润肠通便等作用，适用于肝癌患者肺转移、咳嗽、咯痰黄稠等症。

◆ 萝卜藕汁

食材：白萝卜、鲜藕各 200 克。

做法：白萝卜、鲜藕洗净，用榨汁机取汁，代茶饮，如觉得太浓可加点温白开水稀释饮用。

功效：白萝卜清热化痰，生津止渴；鲜藕凉血止血。此方适用于肝癌肺转移而见咯血、发热、咽干口渴等症者。

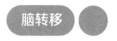

肝癌脑转移的患者容易出现颅内压增高、脑水肿的表现，

如呕吐严重，可暂时性禁食 3～4 小时，呕吐缓解后再选择少量流质食物，先以米汤、面汤等为主；然后可少量多次地食用一些较干的低纤维食物，如馒头、软米饭等。

盐摄入过多，会造成体内水钠潴留，诱发脑内血压的升高，重则导致昏迷。故脑转移患者需要严格控制每天食盐量在 4 克以下，不食腌制或含钠高的食物，如腊肉、腊肠、咸菜、腐乳、海蜇、酱油、豆瓣酱、味噌、咸鸭蛋、油菜、芹菜、皮蛋、含碱馒头等。也可购买低钠盐或无钠酱油代替。

控制饮水量，避免造成水液失衡，加重脑水肿的发生。可适当选择一些有软坚散结、利水消肿的食物，如芋头、番茄、花椰菜、绿茶、冬瓜皮、赤小豆等。

● 食疗推荐方

◆ 鲤鱼赤豆天麻汤

食材：鲜鲤鱼 1 条（约 800 克），赤小豆 150 克，天麻 10 克，盐适量。

做法：鲜鲤鱼清理干净。将赤小豆、天麻洗净放入锅中，清水武火烧沸后文火炖 1 小时，加鲤鱼煮至熟烂，加盐调味后食用。

功效：鲤鱼养阴利水；天麻息风止痉；赤小豆利水渗湿。全方可息风止痉、平抑肝阳、利水消肿，用于肝癌脑转移伴头晕头痛、呕恶的患者。

◆ 雪羹汤

食材：荸荠 50 克，海蜇 20 克。

做法：海蜇洗净泡发，荸荠去皮洗净切片。将海蜇放入锅中，加入适量清水煮沸，后加入荸荠小火煮 2 小时以上，待海蜇融化即可。

功效：荸荠可清热、消积；海蜇可清热、化痰、润肠。全方可清热化痰通便，可用于肝癌脑转移伴发热、便秘者。

◆ **天麻车前炖桂圆**

食材：天麻 15 克，桂圆 15 克，车前子 30 克。

做法：上三味药加水约 2000 毫升，旺火烧沸后改文火煮 60 分钟，代茶饮。

功效：天麻定惊止眩；桂圆宁心安神；车前子清热利水。全方有利水消肿、止眩晕的功效，适用于肝癌脑转移头晕的患者。

图书在版编目（ＣＩＰ）数据

生了肝癌，怎么吃 / 何裕民，孙丽红，孙增坤著. — 长沙：湖南科学技术出版社，2022.10

（何裕民精准饮食抗癌智慧）

ISBN 978-7-5710-1672-2

Ⅰ．①生… Ⅱ．①何… ②孙… ③孙… Ⅲ．①肝癌—食物疗法 Ⅳ．①R273.570.5

中国版本图书馆 CIP 数据核字 (2022) 第 129980 号

SHENG LE GAN'AI ZENME CHI

生了肝癌 怎么吃

著　　者：何裕民　孙丽红　孙增坤
出 版 人：潘晓山
策划编辑：梅志洁
责任编辑：唐艳辉
出版发行：湖南科学技术出版社
社　　址：长沙市芙蓉中路一段 416 号泊富国际金融中心
网　　址：http://www.hnstp.com
湖南科学技术出版社天猫旗舰店网址：
　　　　　http://hnkjcbs.tmall.com
邮购联系：0731-84375808
印　　刷：湖南省众鑫印务有限公司
　　　　　（印装质量问题请直接与本厂联系）
厂　　址：湖南省长沙县榔梨街道梨江大道 20 号
邮　　编：410100
版　　次：2022 年 10 月第 1 版
印　　次：2022 年 10 月第 1 次印刷
开　　本：880mm×1230mm　1/32
印　　张：6.25
字　　数：150 千字
书　　号：ISBN 978-7-5710-1672-2
定　　价：38.00 元